A clínica fonoaudiológica em questão

Dados Internacionais de Catalogação na Publicação (CIP)
(Câmara Brasileira do Livro, SP, Brasil)

Passos, Maria Consuêlo
A clínica fonoaudiológica em questão / Maria Consuêlo Passos. (org.) – São Paulo : Plexus Editora, 2001.

Bibliografia.
ISBN 85-85689-62-5

1. Fonoaudiologia I. Título.

01-4396 CDD-616.855

Índice para catálogo sistemático:

1. Clínica fonoaudiológica : Ciências médicas
616.855

A clínica fonoaudiológica em questão

Maria Consuêlo Passos

Organizadora

plexus

Capa:
Mari Pini

Editoração:
Acqua Estúdio Gráfico

Plexus Editora
Rua Itapicuru, 613, cj. 72
05006-000 São Paulo SP
Fone (11) 3862-3530
Fax (11) 3872-7476
e-mail: plexus@plexus.com.br

Atendimento ao consumidor:
Summus Editorial
Fone (11) 3865-9890

Vendas por atacado:
Fone (11) 3873-8638
Fax (11) 3873-7085
vendas@summus.com.br

Impresso no Brasil

Sumário

Apresentação

O conjunto de textos que o leitor encontrará adiante tem algumas particularidades que precisam ser assinaladas desde já. A primeira delas é muito especial porque materializa uma idéia (não tão original assim no mundo acadêmico) que há muito me acompanha: a ampliação para o público leitor das dissertações e teses que em geral restringem-se àqueles sujeitos "iluminados" que freqüentam a pós-graduação. Muitas vezes não tão "iluminados" assim porque acessam apenas os trabalhos indicados pelos seus orientadores, quando não apenas aqueles orientados por estes. De todo modo, sempre me preocupei com o destino de bons trabalhos que consomem altos investimentos e custos de quem os produz para, muitas vezes, acarretar pouquíssimos benefícios revertidos não só à comunidade acadêmica de um modo geral, mas também àquele público que desenvolve atuações profissionais em outras frentes.

Foi, portanto, com a preocupação de expandir o universo de leitores dos trabalhos produzidos no Programa de Pós-Graduação em Fonoaudiologia da PUC-SP, que, juntamente com a Plexus/Summus selecionamos alguns dos bons trabalhos de pesquisa produzidos neste Programa nos últimos anos. Evidentemente o espaço para este tipo de publicação é muito exíguo e por isso adotamos a clínica da linguagem como fonte central de inspiração e elegemos alguns trabalhos que tratam com muito vigor de temáticas que têm sido objeto das inquietações cotidianas de professores e alunos. Os critérios fundamentais para a escolha dos textos foram: a clareza na exposição das idéias, a abertura para a provocação de novos debates, a interlocução com conhecimentos que circulam nas adjacências da Fonoaudiologia, a possibilidade de contribuir para uma clínica que se atualiza com as demandas emergentes do seu cotidiano e, sem dúvida nenhuma, a vocação dos textos para ir além do espaço universitário, revelando que textos que portam o rigor da ciência produzida na academia não são necessariamente carrancudos, nem tampouco inacessíveis ao "comum dos mortais".

Um outro tom especial deste livro é que ele traz o perfil de uma certa Fonoaudiologia, aquela pensada por profissionais, alunos e professores que têm a Universidade Católica de São Paulo como *locus* privilegiado de trabalho. Isso não significa que esta Fonoaudiologia seja melhor ou pior que as outras, nem também que rejeite as marcas universais que se inscrevem neste campo do saber; significa tão-somente que é preciso assumir uma identidade cultural, ou seja, aquilo que faz mais sentido neste lugar porque constituído a partir de uma história sustentada por um tempo de criação e recriação de suas próprias emergências.

Em se tratando de problemas de linguagem estas emergências têm cada vez mais complexidade à medida em que surgem na clínica novas e diferenciadas demandas, o que tem gerado grande impulso na Fonoaudiologia para buscar interlocuções que lhes permita construir suas próprias referências teóricas. Penso que este livro retrata com pertinência alguns dos temas que têm ocupado aqueles que se dedicam a enfrentar os dilemas cotidianos de uma clínica muito jovem que tem sistematicamente procurado superar o acento pragmático que lhe deu origem.

Uma peculiaridade também importante do livro é o fato de que ele, sendo constituído em sua maior parte por sínteses de dissertações de mestrado, traz a marca não só do seu autor principal, ou seja, o mestrando, mas também do orientador do trabalho que o acompanhou desde o momento mais primitivo, quando havia apenas a curiosidade do aluno em estado bruto. Nomear esta curiosidade, apropriar-se dela e problematizá-la é um trabalho árduo e, por vezes, angustiante, que demanda investimento de ambos, além de uma sensível cumplicidade. Evidentemente nem sempre esta "química" resulta numa fórmula bem-sucedida. Não é o caso, entretanto, dos trabalhos aqui apresentados, cuja leitura por si só já revela a grande sintonia que caracterizou o processo de produção.

É a partir desta perspectiva que todos os textos indicam seus autores e os respectivos orientadores na categoria de co-autores, não para cumprir uma regra burocrática da academia, mas para fazer jus a uma cumplicidade criadora que atravessa esta produção.

Assim, as idéias e concepções vão sendo apresentadas a partir de uma perspectiva que pretende conduzir o leitor a um contato com novas idéias, ao mesmo tempo em que lhe permite recriar suas posições.

Dando início ao debate, Marcia Amoroso nos mostra que por muito tempo a fonoaudiologia tratou de modo reducionista a noção de sintoma de linguagem. Com esta convicção a autora apropria-se das concepções de linguagem e de sujeito como fundamentos da lingüística discursiva e da psicanálise para adotar maior complexidade na abordagem do sintoma na clínica fonoaudiológica. A articulação entre este fenômeno e a dimensão diagnóstica ganha dinamismo próprio a partir dos fragmentos clínicos expostos no texto.

O trabalho seguinte enfoca a interpretação na clínica fonoaudiológica e a coloca como uma das questões centrais implicadas no dimensionamento do método clínico em fonoaudiologia. Daniele desenvolve algumas premissas para mostrar o quanto as visões psicanalítica e lingüística podem contribuir para a construção de um modelo de interpretação em fonoaudiologia. Revela, por exemplo, que é necessário levar em conta o material inconsciente na formação do sintoma, sem que sejam desconsiderados os demais elementos constitutivos deste mesmo sintoma de linguagem. Mostra também que o reconhecimento desse material não significa que o fonoaudiólogo tenha que incidir necessariamente sua interpretação na instância do inconsciente, tal qual a proposição da psicanálise.

Simone Fuzaro também propõe um debate muito caro à clínica psicanalítica, mas pouco abordado na fonoaudiologia. Trata-se da concepção de transferência. Ela parte de um atendimento clínico para propor uma reflexão sobre o fenômeno transferencial na clínica fonoaudiológica. De acordo com a autora, não é possível operar uma relação terapeuta-paciente sem a emergência desse fenômeno que, evidentemente, poderá ser um dispositivo muito importante nesta clínica, desde que contextuado a partir de certa visão que coloca o sujeito como ator central da cena clínica. Atualizar conteúdos e trazê-los para uma depositação na figura do terapeuta são, para a autora, acontecimentos singulares na clínica fonoaudiológica que demandam muita atenção.

Um fenômeno muito singular na clínica fonoaudiológica, explorado por Elizabeth Coelho, é a marcante ausência do pai nos atendimentos dos seus filhos. Ausência não exclusivamente física, mas de um modo geral há um elevado alheamento da figura paterna nestes atendimentos. Partindo de sua experiência como supervisora de estágios na Universidade Católica de Pernambuco, a autora explora os meandros desse fenômeno por meio de uma pertinente discussão teórica sobre a relação entre conflitos parentais e os sintomas dos filhos, mas também por meio de depoimentos de fonoaudiólogos que revelam diferentes versões sobre esta ausência. O resultado é interessante e conduz a autora a hipotetizar certa intencionalidade do profissional em manter o pai à distância.

O trabalho de Daniela Mishari discute a formação do fonoaudiólogo com base em três eixos centrais: o primeiro relacionado à apropriação dos referenciais teóricos pelo aluno, o segundo voltado para uma dimensão de autoconhecimento do aluno e o terceiro engendrado nas atividades de estágio clínico e de supervisão. De acordo com a autora, é na imbricação destes eixos que o aluno constrói uma postura profissional processada por meio de permanentes transformações. O estudo teórico sobre identidade foi ideal para aprofundar suas idéias que tem na noção de metamorfose um grande fundamento.

Claudia Cassavia adota como objeto de reflexão a difícil equação teoria-prática no espaço da supervisão clínica e o faz com muita propriedade, uma vez que é neste espaço que ela desenvolve parte de sua atuação profissional. No texto ela procura acessar os sentidos inerentes a este momento da formação do aluno, destacando que, para aprender a ser terapeuta não basta o domínio de teorias. Ao contrário, pressupõe um longo e árduo trabalho de amadurecimento pessoal pelo qual é possível desenvolver sensibilidade para o sofrimento do outro. O professor supervisor inevitavelmente terá de se apropriar da tarefa de mediador nesse processo do aluno que, segundo Claudia, pressupõe, em primeira instância, o reconhecimento da singularidade do outro, dentro das trocas interpessoais.

O último texto se diferencia dos demais. Trata-se da participação da prof[a.] Ruth Palladino em um debate na Pós-Graduação em

Fonoaudiologia da PUC-SP em que ela discute o problema de a linguagem ser submetida a uma análise normativa. Mantivemos sua forma original, desejando que o tom provocativo, que deu voz à professora em sua apresentação oral, aparecesse no texto escrito. De qualquer modo, temos certeza que suas idéias criativas deixarão intrigados os leitores, como de resto acontece em todos os seus trabalhos.

A discussão aqui gira em torno da linguagem e da (co)mensurabilidade dos fenômenos. A lógica que vai sendo construída se sustenta em algumas pressuposições, abordando a linguagem na sua articulação com a subjetividade. Equação difícil, que tem suscitado variadas interpretações, é apresentada neste debate com originalidade, dentro de uma cadeia argumentativa que vai sendo construída a partir de um aporte muito seguro da psicanálise freudiana.

Em certo momento a autora afirma que se a linguagem é entendida como uma questão de subjetividade, ela se torna in(comensurável), posto que única, idiossincrática. Claro que esta afirmação tem, no texto, muitos desdobramentos, o que, sem dúvida permite muitas leituras. Deixo ao leitor a possibilidade de criar a sua.

Enfim, o que pretendemos com este livro, fruto de muito investimento "do pessoal da PUC", é provocar surpresas, instigar o leitor, estimulá-lo, convocá-lo à reflexão de temas que, em algum momento, foram objeto de sua atenção.

Maria Consuêlo Passos

1

Os sentidos do sintoma de linguagem na clínica fonoaudiológica

MARCIA REGINA MOSCATO AMOROSO
REGINA MARIA FREIRE

A busca incessante e angustiante de explicações para os fenômenos de linguagem, ditos patológicos, marca a trajetória fonoaudiológica. A medicina, a psicologia e a lingüística mostraram-se, por várias décadas, como áreas de conhecimento que poderiam suprir todas as dúvidas advindas dessa clínica. As filiações teóricas que emergiam dessas relações aparentemente sustentaram a prática fonoaudiológica. Diz-se "aparentemente", pois os anos subseqüentes revelariam a fragilidade de sua base teórica. A simples transferência dos conceitos e métodos de outras disciplinas, sem as fundamentais reelaborações, conduziu a fonoaudiologia a um reducionismo na compreensão dos fenômenos de linguagem que se apresentavam à sua clínica. A ausência de um raciocínio clínico próprio levou o fonoaudiólogo a assentar sua prática em diferentes perspectivas teóricas, ou seja, em diversas interpretações do sintoma de linguagem. Escapou à fonoaudiologia que a leitura de determinado fenômeno só faz sentido se remetida à sua clínica de origem, bem como, ao tomá-la predominantemente na dimensão da clínica médica, reduziu-se a noção de sintoma de linguagem aos aspectos orgânico e articulatório: os fenômenos lingüísticos manifestados na fala do sujeito foram considerados conseqüência de determinadas patologias, privilegiando-se, dessa forma, o aspecto orgânico. Além disso, dentre todas as facetas do fenômeno patológico, apenas o aspecto articulatório foi enfatizado. Assim, retirou-se da fala a possibilidade de se mostrar como um lugar que marca a inserção do sujeito na linguagem, reduzindo-a a uma produção articulatória. Olhou-se para a doença que se mostra na linguagem, e não para o fenômeno.

Se nesses referenciais, que desenvolvem uma visão objetiva do conhecimento, a linguagem está sempre subordinada a outra ordem (orgânica, cognitiva), compreende-se a ausência do investimento fonoaudiológico sobre a linguagem e seus fenômenos patológicos. Esses fenômenos são marcados pelo caráter singular de suas produções, as quais são instáveis e imprevisíveis, excluídas dessas perspectivas teóricas que não levam em conta a heterogeneidade e a indeterminação das manifestações lingüísticas. Tal fato justifica a nebulosidade que envolve as patologias de linguagem: os empréstimos teóricos irrefletidos da fonoaudiologia não iluminam a compreensão das manifestações que se apresentam à sua clínica. É preciso descobrir novos arcabouços teóricos que possibilitem a abertura de espaço para a reflexão das noções de linguagem, de sujeito e de sintoma.

Este capítulo objetiva resgatar a noção de sintoma de linguagem à luz da psicanálise e da lingüística discursiva, visto que ambas vislumbram a indeterminação dos fenômenos lingüísticos. Da mesma forma, são contempladas as concepções de linguagem e de sujeito implícitas nesses referenciais, assim como a noção de sintoma que emerge na clínica psicanalítica. Por fim, problematiza-se a questão da noção de sintoma de linguagem na dimensão da clínica fonoaudiológica, discutindo a articulação entre esse fenômeno e o diagnóstico fonoaudiológico.

Ampliando a noção de linguagem com a lingüística discursiva

Na área de aquisição de linguagem, o nome interacionismo diz respeito à vertente que prioriza o diálogo adulto–criança, no processo de construção da linguagem pela criança. Os estudos de Cláudia Lemos nesse campo permitiram que a autora vislumbrasse dados até então rechaçados pelos pesquisadores. O olhar (e a escuta) sem amarras lançado por Lemos sobre a área possibilitou alguns deslocamentos importantes. Um deles diz respeito à categorização das formas que emergem na fala inicial. Segundo a autora, não é possível enquadrar uma fala, que se revela fragmentada e heterogênea, em estágios homogêneos e universais. O segundo deslocamento, articulado a essas indagações, tem a ver com a noção de sujeito. Admitir que os enunciados imediatos e não imediatos do interlocutor são constitutivos da fala da criança implica refutar a idéia de um sujeito já constituído (o sujeito da psicologia). O que se vê nas relações estabelecidas entre os fragmentos da fala é a emergência de um sujeito alienado à linguagem e, portanto, ao outro. Nesse espaço, ele será significado. Nas facetas mais recentes do trabalho de Lemos, o termo *outro* diz respeito à instância de funcionamento lingüístico-discursivo. Funcionamento esse que faz repensar a dicotomia língua/fala. Existe, para o interacionismo, um lugar de tensão entre sujeito–linguagem. Um lugar que articula os conceitos língua/fala/linguagem e permite, dessa forma, introduzir a questão da heterogeneidade e da imprevisibilidade dos dados, ou seja, um espaço em que a linguagem faz problemas. Esse espaço pertence ao simbólico.

Embora a Análise de Discurso (AD) tenha nascido da lingüística, seu percurso é marcado por um afastamento desta. Diferentemente da lingüística, que elegeu a língua como seu objeto, a AD escolheu o discurso. Por que o discurso? Porque é um espaço particular entre o individual e o universal, um lugar social, de debate, de confronto e de interação. Embora tenham pontos divergentes, a fronteira entre o lingüístico e o discursivo não é rígida: existe, entre eles, uma relação colocada em causa em toda prática discursiva: essa relação diz respeito ao funcionamento da linguagem. A noção de funcionamento da linguagem, sob o ponto de vista da AD, não se limita ao lingüístico, pois leva em consideração as condições de produção como parte integrante do processo, ou seja, parte do princípio de que a linguagem tem relação com a exterioridade. Sob essa perspectiva, o caráter informativo da linguagem é atenuado: o dizer será considerado efeito de sentido entre locutores, levando em conta o lugar social de cada um e a multiplicidade de sentidos.

Diferentemente da interpretação da lingüística tradicional, a AD ressaltará que um discurso é sempre pronunciado a partir de certas condições de produção e deve ser remetido (1) às relações de força (os lugares sociais dos interlocutores e sua posição relativa no discurso); (2) às relações de sentido (o coro de vozes, a relação entre os vários discursos); e (3) à antecipação (a habilidade de o locutor imaginar, experimentar de certo modo o lugar do ouvinte a partir de seu próprio lugar). O mecanismo de antecipação desloca os papéis tradicionais dos interlocutores: o ouvinte passa a fazer parte do processo sem, no entanto, desvalorizar a posição do locutor. A AD procura compreender o complexo elo entre o lingüístico e o social. Nesse sentido, ela procura explicar os caminhos da criação dos significados, demonstrando os mecanismos de constituição e interpretação do discurso. Para tal, articulará três níveis distintos: o lingüístico, o discursivo e o ideológico-cultural. Nessa concepção, a linguagem passa a ser vista como lugar de debate, de confronto ideológico. Tomá-la nessa complexidade significa compreender o seu funcionamento e reconhecer a multiplicidade de sentidos.

O sintoma como metáfora

NA PSICANÁLISE FREUDIANA

O deslocamento da noção de representação (dentre outras noções), proposta por Freud, possibilitou a análise de fenômenos até então rechaçados pela psicologia. Dessa forma, os sonhos, os lapsos e os sintomas ganharam lugar de destaque no estudo do aparelho psíquico. Segundo o autor, o sintoma sinaliza ao mesmo tempo que substitui uma satisfação instintual que, conseqüente a um processo de repressão, permaneceu em estado latente. Para a psicanálise, todo sintoma possui um sentido e uma conexão com as experiências do indivíduo. Tanto o sentido como a intenção do sintoma (o porquê e o para quê) são desconhecidos para o sujeito; o que este percebe é o efeito desses processos mentais. Em oposição à psiquiatria da consciência, a psicanálise falará da existência de processos mentais inconscientes. Os sintomas serão os indicadores dessa região especial da mente. Contudo, não é só o sentido do sintoma que é inconsciente; a sua própria existência depende desse fator: ao alcançar a consciência, o sintoma deve desaparecer. A construção do sintoma se justifica diante da necessidade de substituir algo que não aconteceu. Normalmente, os processos mentais evoluem até alcançar a consciência. Determinada perturbação poderá interromper esse curso e apresentará duas conseqüências: (1) esses processos serão obrigados a permanecer inconscientes e (2) a emergência do sintoma. Dessa forma, a terapia psicanalítica terá como objetivo a interpretação do sentido do sintoma e, conseqüentemente, a sua cura. Nascia, com Freud, uma nova maneira de se pensar o sintoma. Ao acolher a instância do inconsciente e introduzir a noção de sujeito psíquico, a psicanálise articulou o sintoma a outros fatores, que vão além do orgânico e do lingüístico, bem como introduziu o caráter simbólico que essa manifestação tem para o sujeito. A psicanálise inaugura a relação entre linguagem e psiquismo. Contudo, a linguagem a que ela se refere não é aquela que está subordinada ao funcionamento orgânico ou cognitivo. Dessa perspectiva, ela é considerada fundante, pois estrutura o psíquico, organizando-o.

Na psicanálise lacaniana

Lacan tem como proposta fundamental trabalhar a hipótese do inconsciente estruturado como uma linguagem e, para tal, resgata noções freudianas com o objetivo de revelar a primazia do inconsciente e seu efeito principal: governar o discurso do sujeito e mesmo o próprio sujeito. A fim de estabelecer uma analogia estrutural entre os processos da linguagem e a dinâmica do inconsciente, o autor se aproximou do modelo saussuriano de língua (especificamente da distinção fundamental entre significante/significado e valor do signo) e apoiou-se nos fundamentos propostos pelo lingüista Roman Jakobson (a propósito dos processos metafóricos e metonímicos no discurso do sujeito). Um terceiro elemento amplia a tese do inconsciente estruturado como uma linguagem: é a constituição do sintoma como processo metafórico. Na teoria lacaniana, o sintoma é construído

> como uma autêntica metáfora, ou seja, como uma substituição significante de um significante antigo recalcado por um significante novo. O significante novo (o sintoma) mantém uma ligação de similaridade com o significante recalcado que ele suplanta. (Dor, 1992:57)

A investigação psicanalítica trabalha no resgate do significante recalcado, pontuando experiências esquecidas que desempenharam, sucessivamente, um papel na construção metafórica do sintoma. Para Lacan, os sintomas caracterizam-se por sua plasticidade e diversidade, contrapondo-se aos traços de estrutura, que se revelam como elementos estáveis, indicando uma estratégia do desejo. O sintoma, produto de uma elaboração psíquica sobredeterminada, é uma forma de realização do desejo. Em sua formação, participam os processos metafóricos e metonímicos dos significantes; por isso, sua natureza é essencialmente imprevisível. No entanto, se a escolha dos significantes é indeterminada, a administração dos elementos significantes, que se realiza sem que o sujeito saiba, é específica de certo modo de gerenciamento do desejo. Essas estratégias obedecem a uma estrutura e permitem a identificação dos traços estruturais. Estes, por serem específicos e estáveis, refletem alguma estabilidade na organização da estrutura psíquica. A avaliação diagnóstica psicanalítica fica atenta a esses traços.

Ao fazer a analogia entre o funcionamento dos processos inconscientes e o funcionamento da linguagem, Lacan introduz a linguagem na ordem discursiva. Para o autor, as estruturas psíquicas se constituem a partir de um jogo constante de forças, na qual reside sua própria estabilidade: a do desejo e a da castração simbólica. A ordem da estrutura psíquica é instituída pela ordem fálica. Retomando a analogia entre os processos inconscientes e a linguagem, observa-se que se a ordem na estruturação psíquica é instituída pela função fálica, em relação à estruturação da linguagem, essa ordem será instituída pela função discursiva. Se, na estrutura psíquica, o jogo de forças ocorre entre o desejo e a castração simbólica, na dinâmica da linguagem encontra-se a relação entre língua e fala. A tensão existente entre ambas irá se transformar no decorrer da estruturação psíquica do sujeito.

O sintoma de linguagem na dimensão da clínica fonoaudiológica

A partir da noção de sintoma de linguagem, diferentes cenas clínicas vão se delinear. No texto "O diagnóstico nas alterações da linguagem infantil", Freire observa que tais cenas refletem suas filiações a dois paradigmas, que se opõem e se excluem. O primeiro, à semelhança do paradigma médico, retrata a clínica da Objetividade, em que o sintoma de linguagem ocupa um lugar marcado por sua homogeneidade e estabilidade, já que é concebido como um sintoma do corpo. Sintoma cujo sentido é dado previamente, pois sua leitura está articulada a um quadro de referência, tomado como verdade. As conseqüências de tal filiação, no âmbito da clínica fonoaudiológica, se refletem na constituição de sua metodologia: para conhecer a doença é necessário subordinar o diagnóstico tanto à ordem de uma referência etiológica como à de uma referência diferencial. Nesse sentido, a terapia fica circunscrita à remoção da doença, ou melhor, na remoção do sintoma de linguagem. Afora essa delimitação metodológica, definem-se os papéis do clínico e do paciente, pois, para ambos, existem lugares previamente configurados. O que se vê, na clínica da Objetividade, é a exclusão da subjetividade.

O segundo caminho que se abre para a clínica das patologias da linguagem é o que assume seu compromisso com a fala do paciente. Nesse sentido, o terapeuta se defronta com produções singulares que se caracterizam por sua heterogeneidade e composições enigmáticas. A leitura de tais manifestações, articulada às perspectivas da psicanálise e da lingüística discursiva, difere radicalmente daquela oferecida pela medicina: o erro, anteriormente visto como o negativo do positivo, passa, agora, a fazer parte de um funcionamento que remete ao simbólico. Tal fato justifica sua opacidade: por pertencer ao simbólico e, por isso, sobredeterminado, é impossível encontrar sua origem. Portanto, não há como estabelecer relações diretas entre o erro, isto é, entre o sintoma e sua causa. Nessa clínica, dita da Subjetividade, o saber idealizado, presente no paradigma inicial, cede espaço para um saber instável, aberto para múltiplas perturbações. Diante da polissemia, deslocam-se os papéis do clínico e do paciente. Submetida aos efeitos da linguagem, essa clínica demanda uma nova forma de pensar, tanto o diagnóstico como a terapêutica.

O sintoma de linguagem no processo diagnóstico

Embora o sintoma de linguagem inaugure o processo clínico fonoaudiológico, faz-se necessário reconhecer que sobre ele repousa uma leitura prévia, de senso comum. Essa interpretação, feita pelo outro (família, médico, professor e sociedade), traz à tona tanto a heterogeneidade de lugares, nos quais o fenômeno lingüístico é percebido com estranhamento, como o reconhecimento da homogeneidade quanto ao critério de patologização da manifestação. Essa leitura está vinculada à idéia de linguagem como desenvolvimento. Sob essa perspectiva, o fenômeno de linguagem pode ser descrito como sintoma patológico, segundo critérios que levam em consideração a cronologia e a comparação do desenvolvimento do sujeito em relação a um padrão.

No entanto, se esses dizeres apontam lugares e critérios, é preciso reconhecer que pouco dizem a respeito do aspecto patológico nessas falas. O que é possível perceber é o estranhamento do outro diante da fala do sujeito. Dessa forma, pela interpretação do falante comum, determinada manifestação lingüística alça o estatuto de doença. Se a distinção entre normal e patológico na linguagem do sujeito é feita previamente, faz-se necessário refletir sobre a especificidade da interpretação fonoaudiológica.

Na clínica médica, o diagnóstico possibilita tanto a avaliação do prognóstico da doença como a escolha do tratamento mais adequado. A existência de certo tipo de determinismo orgânico permite os agenciamentos estáveis entre a natureza das causas e os sintomas. Já na clínica psicanalítica, a relação direta entre sintomas e uma classificação diagnóstica é impossível, visto que a causalidade psíquica procede por outras vias. Assim, a investigação diagnóstica psicanalítica vai além do sintoma, ao buscar os traços estruturais. Estes revelam certa estabilidade na organização da estrutura psíquica do sujeito e vão possibilitar ao analista concluir previamente algo a respeito de sua estrutura clínica. Embora a leitura do sintoma difira radicalmente nessas clínicas, é possível reconhecer que, em ambas, o diagnóstico encaminha uma direção ao tratamento. Resta saber se a leitura do sintoma e a avaliação diagnóstica direcionam o fonoaudiólogo a propor o tratamento mais adequado.

O diagnóstico fonoaudiológico, concebido à semelhança da clínica médica, estabelece uma relação direta entre sintoma e doença, que possibilita a identificação da patologia. No entanto, é preciso refletir em que medida essa identificação norteia o clínico para o objetivo final do diagnóstico, qual seja, o estabelecimento do tratamento e do prognóstico. Considerando que toda essa etapa focaliza o que falta na linguagem do paciente, pois ela remete a um padrão ideal, pode-se compreender que, à semelhança da clínica médica, a fonoaudiologia obtém, por essa metodologia, apenas o nome da doença, que nada tem a dizer sobre a linguagem do sujeito e sobre suas perturbações. Ao remeter o sintoma de linguagem ao funcionamento de outras ordens (biológico, cognitivo e social), o fonoaudiólogo exime-se das explicações que vão circunscrever seu lugar específico. Diante do fenômeno lingüístico, sua leitura em nada difere daquela de senso comum.

O reconhecimento da diferença entre sintoma do corpo e sintoma de linguagem incitou a aproximação entre a fonoaudiologia e a lingüística discursiva. Buscou-se, nesse momento, a compreensão do funcionamento da linguagem. Essa mudança de perspectiva gerou deslocamentos importantes na clínica da linguagem patológica, tais como conhecer e descrever a linguagem do sujeito em sua singularidade, vislumbrar o papel do outro como estruturante desta (pela própria linguagem) e conceber o erro como indicativo do processo de aquisição, ou seja, um erro que é previsto pelo funcionamento da língua. Visto que a noção de erro, na clínica fonoaudiológica, está atrelada aos critérios que levam em conta a cronologia e a comparação do desenvolvimento da linguagem da criança a um padrão, considera-se fundamental conceber novos parâmetros no âmbito dessa clínica: a cronologia cederá lugar ao tempo lógico, e a fala da criança será comparada às próprias produções lingüísticas anteriores. Exclui-se, dessa forma, a noção de norma, advinda da medicina e da lingüística normativa: a observação incide, agora, sobre as mudanças da fala do sujeito em determinado intervalo.

Tem-se, então, a seguinte situação: à luz da clínica médica, a noção de sintoma de linguagem fica reduzida; sob a perspectiva da lingüística discursiva, o erro passa a ser concebido como um sintoma do funcionamento da língua. Portanto, cabe a pergunta: se o sintoma de linguagem não é o que era antes, o que é agora? Melhor dizendo, como considerar um sintoma de linguagem patológico? É interessante perceber que, embora essa última aproximação tenha ampliado a noção de erro, simultaneamente ela retoma, na clínica da linguagem patológica, as questões relativas à circunscrição de uma leitura específica. Tal interpretação difere daquela da área de aquisição de linguagem, visto que está vinculada à presença de um sintoma. A leitura do sintoma na clínica patológica da linguagem deve ir além da descrição do funcionamento da linguagem do sujeito e do efeito da fala do outro sobre esta. Para que o sintoma de linguagem seja concebido como um articulador entre as etapas do processo de intervenção fonoaudiológica (diagnóstico e terapia), é preciso que ele alce o estatuto de possível elemento-chave na decifração do funcionamento das estruturas da linguagem patológica. Esse fato justifica o diálogo recente entre a clínica da linguagem patológica e a psicanalítica.

Na psicanálise, o sintoma é concebido como o produto de uma formação psíquica sobredeterminada: embora sinalize o que está subjacente, não constitui a coisa em si, pois demanda um valor simbólico. Como o caminho percorrido pelo inconsciente não é passível de uma observação direta, sua apreensão acontecerá mediante associações do discurso do paciente. Por meio das palavras, o sentido do sintoma poderá ser compreendido por uma dimensão retroativa. A questão da escuta revela o caráter subjetivo ao qual essa clínica está submetida. A imprevisibilidade e a obscuridade do sintoma não impedem, no entanto, a apreensão dos elementos estáveis presentes na fala do paciente. Por serem regulares, tais manifestações possibilitarão a compreensão das estratégias utilizadas inconscientemente pelo sujeito, na constituição do sintoma. Portanto, a noção de estrutura, na clínica psicanalítica, permite a articulação entre as etapas do processo de intervenção psicanalítica.

Retomando a questão do sintoma de linguagem na clínica fonoaudiológica, a partir das considerações acima, pode-se observar um primeiro deslocamento quanto à sua concepção: ele deixa de ser o elemento de destaque no trabalho clínico e passa a ser concebido como um fato que ressurge insistentemente em busca de algum sentido. Tal concepção leva o fonoaudiólogo a buscar respostas para a seguinte questão: como interpretar o sintoma de linguagem para que se desloque, para que seja ressignificado? Se anteriormente a pergunta era feita no sentido de entender a que doença o sintoma se remete, agora a interpretação incide sobre sua transformação, ou seja, se o mesmo poderá deixar de ser. Dessa forma, amplia-se a leitura do fonoaudiólogo que, distinta da leitura do falante comum, está atrelada ao processo terapêutico.

O sintoma de linguagem e os traços estruturais

O sintoma de linguagem, concebido como uma elaboração discursiva sobredeterminada, revela seu caráter imprevisível e contingente. No entanto, se os significantes estão submetidos ao funcionamento da linguagem, ou seja, à predominância da ação dos processos metafórico ou metonímico, então, o que se pode ver nas patologias de linguagem, a partir do material significante, é a presença de regularidades que sinalizam certa estabilidade na organização da estrutura discursiva. Tais regularidades dizem respeito aos traços estruturais. Os segmentos que se seguem procuram ilustrar o que foi exposto.

Segmento 1:

(T): Do que você gosta de brincar na sua casa?
(G): *Poquinho.*
(T): Poquinho? O que é poquinho? Que brinquedo é esse? Você tem pouco brinquedo, é isso?
(G): *Não. Tenho batante.*
(T): Batante? Batante o quê?
(G): *Binquedo.*
(T): E de qual brinquedo você gosta mais?
(G): *Poquinho.*
(T): É um porco?
(G): *Hum-hum.* (nega com a cabeça e olha para o brinquedo em questão)
(T): Posto? Ah! É o posto o brinquedo de que você mais gosta! Fala aqui pra mim, oh! Posto.
(G): *Poto. Só que tem muita tatunca!*
(T): Bagunça, muita bagunça. Esse é diferente?

Segmento 2:

(T): O senhor é padrinho dele?
(N): *É.*
(T): Ah! A dona Iria, que que é dele?
(N): *Também! Pepinha, como chama?*
(T): Como chama?
(N): *Pá pá patra. Como é? Pá pá ...*
(T): Má...

(N): *Pã, num sei qui qui é.*
(T): Madrinha.
(N): *Padrinha, padrinha, padrinha.*

Segmento 3:
(T): O que você faz pra acalmar, quando você tá irritada?
(A): *Quando eu tô irritada com a minha irmã?*
(T): É.
(A): *Eu pego p p p um papel braaanco assim... Eu f f fico fazendo desenho assim... fazendo desenho... desenho pra me acalmar.*
(T): Ótimo!
(A): *Adoro fazer desenho.*
(T): Você gosta...
(A): *A coisa que eu mais gosto é s s só fazer desenho.*

Se o sintoma de linguagem mostra-se imprevisível por não obedecer a nenhum princípio estável de escolha, a organização do material significante parece estar submetida a uma determinação discursiva. É essa determinação, na administração dos significantes, que coloca em jogo os traços específicos e estáveis, ou seja, os traços estruturais. Dessa forma, pode-se supor certa regularidade no funcionamento da linguagem patológica que se remete às possíveis estruturas clínicas. Freire e Cordeiro reconhecem, em *Patologia de linguagem: uma nosologia*, a existência de três estruturas clínicas: uma primeira, em que os significantes repõem-se de forma estável, à semelhança do processo de aquisição; tais fenômenos dizem respeito aos chamados distúrbio articulatório, retardo de linguagem e distúrbio de leitura e da escrita (segmento 1). Uma segunda, em que a alteração não pode ser vista sob a cristalização de uma forma, mas na desorganização de um funcionamento, que nada tem de semelhante com o processo de aquisição, pois implica um sujeito já da linguagem: são os casos de afasia (segmento 2). E uma terceira, em que a alteração do funcionamento da linguagem opera na relação com o outro (outro suporte da língua), por exemplo, no caso da gagueira (segmento 3).

Se a questão do diagnóstico implica a diferenciação entre os sintomas de linguagem e os traços estruturais, que por sua vez revelam certa estabilidade na organização da estrutura discursiva, então é fundamental que se construa o arcabouço teórico que possibilite a articulação entre os traços estruturais e as estruturas nosológicas. Esse é o passo maior a ser dado na clínica de linguagem.

O sintoma de linguagem e o efeito da interpretação do outro

O reconhecimento das diversas estruturas clínicas não totaliza a função diagnóstica. É preciso interpretar também a modalidade da relação do sujeito com o outro, como instância do funcionamento lingüístico-discursivo. A interpretação da fala da criança pelo outro revela outras formas de interpretação que implicam efeitos diferentes daqueles explicitados pela área da aquisição de linguagem. Partindo dessas afirmações, Freire diferencia duas formas opostas de interpretação da fala da criança:

> [...] *como desviante*, dada a semelhança aparente que as pausas, autocorreções e substituições mantêm com o que é comumente rotulado como patológico. [...] Portanto, sua identificação à interpretação que de si é feita pelo outro, o reconhecimento dessa fala como sua e sua implicação pela fala da mãe levariam à estabilização das pausas, correções, reformulações, substituições, agora congeladas como significantes que identificam a criança como posição no discurso do outro. Por outro lado, essa mesma fala poderia, embora ainda com erros, ser interpretada *como não desviante* pela mãe. [...] Como a mãe interpreta a fala de seu filho como semelhante à sua, a criança se aliena nessa interpretação por se reconhecer nessa fala. Daí ocorreria também uma forma de desvio. (2000:p. 112)

Se tais formas de interpretação podem gerar efeitos não-estruturantes da criança na linguagem, então pode-se concluir que na leitura do sintoma de linguagem o fonoaudiólogo deve compreender a demanda familiar. O trabalho de escuta do dizer da família possibilita delinear as posições que cada elemento (pai, mãe e criança) ocupa na estrutura familiar. O questionamento da demanda pode levar o terapeuta à apreensão do sintoma como atribuído à criança pelo discurso dos pais e, portanto, sintoma *na* criança, ou como aquele apresentado pelo sujeito em questão que é a própria criança, ou seja, sintoma *da* criança. Portanto, o diagnóstico fonoaudiológico demanda tanto uma interpretação do dizer do outro sobre a criança quanto a apreensão da interpretação da criança sobre seu sintoma.

Dessa forma, entende-se que a leitura do sintoma de linguagem, no processo diagnóstico, abrange dois caminhos: um, em relação à interpretação do aspecto estrutural (no tocante às diversas instâncias da estrutura da linguagem do sujeito) e outro referente à apreensão do sentido do sintoma para cada elemento dessa estrutura (pai, mãe e criança). Nesse sentido, faz-se necessário problematizar a questão da interpretação do terapeuta, não como o outro, suposto na aquisição da linguagem, mas como outro que se pretende estruturante. Diante da manifestação lingüística, o fonoaudiólogo ocupa um lugar de não-saber, pois não é possível determinar imediatamente, como na medicina, se tal manifestação é ou não patológica. O que pode ser alçada é a descrição do funcionamento da linguagem do sujeito e o efeito da interpretação do terapeuta sobre esta. Só depois de um tempo, por retroação, pode-se observar se o sintoma se deslocou ou não. Dessa forma, dois caminhos se delineiam a partir dos deslocamentos observados: se o sintoma vai se deslocando, tende a ser interpretado como um sinal de funcionamento de linguagem; já a ausência de deslocamentos aponta para um funcionamento patológico.

Compreendendo que, sobre a fala do sujeito incide, previamente, a leitura do falante comum, pode-se supor que tal regularidade ideológica proporcionou a cristalização do sintoma em um lugar específico. Ou seja, algo que estava em processo de aquisição torna-se patológico por ser, regularmente, interpretado como erro. Se a regularidade da interpretação do outro fixa o sintoma, então a interpretação do terapeuta deve obedecer também a uma regularidade. Esta, diferente da primeira, tem como objetivo observar a ocorrência dos deslocamentos, como pode ser visto no segmento 4.

Segmento 4:

(D): *Pá que serve esse negócio gilando?*
(T): Isso aqui girando? É um gravador.
(D): *E o que que tá gavando?*
(T): O que tá gavando?
(D): *Gravando.*

Os deslocamentos observados na fala da criança, diante da fala do terapeuta, apontam mais para um sintoma de funcionamento da linguagem do que para um funcionamento patológico. A interpretação do fenômeno lingüístico como patológico parece estar presente mais no discurso da família do que no funcionamento da linguagem da criança. No entanto, o segmento 1, repetido aqui como segmento 5, revela que nem sempre esse estranhamento gera efeito na fala da criança.

Segmento 5:

(T): Do que você gosta de brincar na sua casa?
(G): *Poquinho.*
(T): Poquinho? O que é poquinho? Que brinquedo é esse? Você tem pouco brinquedo, é isso?
(G): *Não. Tenho batante.*
(T): Batante? Batante o quê?
(G): *Binquedo.*
(T): E de qual brinquedo você gosta mais?
(G): *Poquinho.*
(T): É um porco?
(G): *Hum-hum.* (nega com a cabeça e olha para o brinquedo em questão)
(T): Posto? Ah! É o posto o brinquedo de que você mais gosta! Fala aqui pra mim, oh! Posto.
(G): *Poto. Só que tem muita tatunca!*
(T): Bagunça, muita bagunça. Esse é diferente?

Com exceção da penúltima frase, na qual diante da solicitação do terapeuta "Fala aqui pra mim, oh! Posto", a criança produz um enunciado diferente do anterior (poquinho/poto), pode-se observar que o estranhamento do terapeuta não propicia deslocamentos na fala da criança. Se tais manifestações lingüísticas assemelham-se, quanto à organização da estrutura discursiva, à do segmento 4, é preciso reconhecer, nesta última, cristalizações que impossibilitam tais deslocamentos. Faz-se necessário lembrar que a interpretação do terapeuta não está restrita à clínica de crianças.

Considerações finais

Tratou-se, na introdução, da necessidade de se resgatar a noção de sintoma de linguagem na clínica fonoaudiológica, a partir de referenciais teóricos que negam uma visão objetiva de conhecimento. Estreitar os laços de filiação com a lingüística discursiva e a psicanálise possibilitou, à clínica da linguagem patológica, apreender toda a imprevisibilidade e contingência desse fenômeno, como uma elaboração discursiva sobredeterminada. O diálogo com a área de aquisição de linguagem permitiu compreender que a questão da heterogeneidade e da imprevisibilidade das manifestações lingüísticas só poderão ser entendidas a partir de uma concepção de linguagem que se remeta ao simbólico. A noção de sujeito que daí emerge, como aquele capturado pela linguagem, implica a compreensão da necessidade do outro (como funcionamento lingüístico-discursivo) na estruturação da linguagem da criança. Se a descrição do funcionamento da linguagem implica a relação com o outro, então pode-se vislumbrar a figura do terapeuta como estruturante desta, por meio dela própria. Mostrar a multiplicidade de sentidos que advém desse objeto simbólico é uma das preocupações da Análise de Discurso. A observação da constante tensão entre os processos de polissemia e paráfrase possibilita vislumbrar a linguagem como lugar de confronto. Interpretar esses sentidos, a partir da emergência do sintoma, é o trabalho da psicanálise, segundo articulação entre linguagem e psiquismo.

O efeito dessa mudança de paradigma, no entanto, não fica restrito à transformação de uma única noção. Ele atinge, concomitantemente, o arcabouço teórico-metodológico dessa clínica, que se diz comprometida com a linguagem do paciente. *Simbólico*, *polissemia* e *interpretação* são, dentre outros, termos que começam a fazer parte do repertório da clínica da linguagem patológica. O deslocamento da orientação teórica parece incitar essa clínica a uma mudança de indumentária. No cerne dessa transformação, encontra-se a busca por uma identidade. Contudo, o compromisso com a linguagem patológica somente será legitimado sob a égide da clínica. Nesse sentido, é necessário reconhecer que a ampliação da noção de sintoma de linguagem não dissipa todos os obstáculos que o trabalho clínico apresenta. Ao contrário, sua complexidade deixa à mostra as lacunas desse referencial teórico-metodológico. A idéia dos traços estruturais aponta para a necessidade de se pensar a existência de estruturas clínicas referentes aos funcionamentos peculiares da linguagem. Dessa forma, novos desafios se apresentam à clínica da linguagem patológica.

Referências bibliográficas

DOR, J. *Introdução à leitura de Lacan*. 3ª ed., Porto Alegre: Artes Médicas, 1992.

FREIRE, R. M. "O diagnóstico nas alterações da linguagem infantil". *Distúrbios da Comunicação,* São Paulo, 12(1): 107-16, 2000.

FREIRE, R. M.; CORDEIRO, D. T. *Patologia de linguagem: uma nosologia*. Trabalho apresentado no 2º Congresso Nacional da Associação Brasileira de Lingüística, Universidade Federal de Santa Catarina, fevereiro/1999.

FREUD, S. "Um estudo autobiográfico – inibições, sintomas e ansiedade – a questão da análise leiga e outros trabalhos". In: *Obras completas*. Rio de Janeiro, Imago, 1976, vol. 20, p. 112.

DE LEMOS, C. T. G. "Interacionismo e aquisição de linguagem". Revista *Delta*, 2, 231:248, 1986.

___________. "Los processos metafóricos y metonímicos como mecanismos de cambio". *Substratum*, 1(1): 121-36, 1992.

___________. "Língua e discurso na teorização sobre aquisição de linguagem". *Letras de hoje*, 30(4): 9-28, dezembro, 1995.

SOBRINO, A. "Dizer o dito – a questão da interpretação na fonoaudiologia". *Distúrbios da Comunicação,* São Paulo, 8(1): 26, junho 1996.

2

Interpretação: o escutar para além da palavra e do silêncio*

DANIELE GUILHERMINO SALFATIS
RUTH PALLADINO

Em fonoaudiologia, tradicionalmente, a linguagem é tomada como um aparelho de expressão, submetido a outras ordens, a orgânica, a psíquica e a social, que se acomodam numa conjuminância totalizadora. Essa sobredeterminação indica para o sujeito uma existência cindida em dois tempos, o primeiro em que não há linguagem e o segundo em que há linguagem. Nesse primeiro momento, o homem vai construir, ou aprender, conteúdos sociais e psíquicos além de aprimorar seu aparato orgânico para que então, no segundo momento, possa explicitá-los pela linguagem, adquirida por aprendizagem.

Ao aproximar-se dessa perspectiva, o fonoaudiólogo acaba por não inaugurar o processo terapêutico, pelo exercício do diagnóstico. Ou seja, pelo fato de a linguagem sempre se remeter a outra instância, os quadros patológicos também serão encontrados nessas outras instâncias, as quais são de domínio estranho ao campo. Resta, então, ao fonoaudiólogo elencar, descrever exemplos para ilustrar o que na linguagem pode retratar o diagnóstico que já foi dado por alguém que tem escuta para os domínios anteriores, preliminares à linguagem. Assim, a compreensão dos fatos lhe escapa e, com isso, não se tem presença no nascimento do caso. Ao fonoaudiólogo caberá, mediante testes, descrever o acontecimento

* Este capítulo foi escrito a partir do trabalho apresentado no curso de especialização em linguagem na PUC-SP.

patológico, exemplificar aquilo que outro já atestou ao compilar fatos da realidade, tomando-os em sua literalidade.

Para que o fonoaudiólogo possa de fato instaurar uma prática terapêutica, ele deverá inaugurá-la pelo diagnóstico e, para tanto, é preciso que outra concepção de linguagem seja assumida, pois, de outra forma, exemplificações continuarão sendo feitas. É preciso supor que a linguagem é fundante do sujeito, que ela o determina como tal. Com isso, não se acredita em dois tempos para o homem, acredita-se que a linguagem é um sempre "já-aí", nada preexiste a ela. A linguagem é entendida como funcionamento simbólico, e como tal não é transparente, não se dá a ver em sua completude, até porque a incompletude é um traço que lhe é inerente. Trata-se de adotar uma concepção que toma a linguagem como discurso, efeito de sentidos, o que nos permite pensar que cada produção lingüística é singular, fruto da confluência de múltiplos sentidos. Sendo assim, a compreensão dos fatos não deve escapar à própria linguagem, fazendo o fonoaudiólogo presente desde o tempo mais tenro do caso.

Tal deslocamento relativamente à concepção de linguagem faz pertinentes algumas considerações sobre outra noção: a de sintoma. O sintoma está vinculado, irremediavelmente, à noção de linguagem e à de clínica. É possível tomar o sintoma como sinalizador de uma disfunção, seja ela orgânica, psíquica ou social. Nesse caso, o clínico tem a intenção de catalogar esses sintomas apresentados pelo paciente para que possam apontar um quadro nosográfico universal, e assim deslocar a causa do problema de linguagem para domínios que a ela seriam antecedentes. Configura-se uma visão causalista classificatória, em que o sintoma serve para apontar a causa da patologia, que está fora da linguagem, e enquadrar nosograficamente o paciente.

Se a linguagem é entendida como um funcionamento relativamente autônomo, como efeito de sentidos, como um processo singular, o sintoma passa a ter outra conotação. Por definição, sintoma é um acontecimento que se repete e tem como características fundamentais a dispersão e a opacidade. Passa a ser entendido "como simbólico, como produtor de sentidos (polissêmico)". Cabe, então, ao fonoaudiólogo poder articular e ler aquilo que o sintoma indicia, quer dizer, tentar lhe dar unidade e transparência. Melhor explicando, será preciso conter a dispersão e vislumbrar o que se esconde na opacidade e, assim, teremos o ato inaugural da prática terapêutica, o diagnóstico.

Ler o sintoma, ou melhor, inseri-lo num texto e poder articulá-lo são partes da técnica da interpretação. Para que se possa trilhar o caminho entre a constatação de um sintoma e a emissão de um diagnóstico, o terapeuta deve interpretar. Mas o que vem a ser interpretação para o campo fonoaudiológico? O que caracteriza essa técnica? Como pode acontecer essa clínica?

Tais questões não possuem respostas matemáticas, extremamente exatas. Afinal, a lida com a interpretação se dá no *setting* terapêutico, e cada paciente apresenta a necessidade de reestruturação da técnica, fazendo com que esta tenha características singulares que estejam de acordo com o universo do paciente, com sua história e com sua patologia. Ou seja, a interpretação põe em questão o fato de o clínico deparar com o desconhecido. Em outras palavras, o clínico deve reconhecer que em sua pesquisa haverá variáveis de natureza diversa, dada a própria natureza da linguagem. Haverá variáveis a serem conhecidas, outras que serão apenas em sua parcialidade e outras ainda que jamais deixarão a opacidade que lhes constituiu.

Abordar a interpretação clínica nos moldes descritos até aqui obriga a aventura de caminhar nos entremeios do desconhecido, diferentemente de uma pesquisa com abordagem médica, por exemplo, que pode projetar quais serão as variáveis de uma pesquisa.

Compreender como se dá a interpretação, ou estruturá-la como técnica, vem de uma urgência clínica, vem da necessidade de poder falar do paciente, de seu sintoma, de sua linguagem, para, assim, produzir um diagnóstico.

Aqui se pretende, então, discutir como essa técnica pode ser estruturada no campo fonoaudiológico. Para tanto, esse estudo vai remeter-se à elaboração desse conceito em campos como a Aquisição de Linguagem, a Psicanálise e a Análise de Discurso de linha francesa que oferecem subsídios para refletir as implicações que tal técnica parece exigir.

Reflexões sobre a arte de interpretar

De acordo com a definição encontrada no dicionário *Larrousse Cultural*, interpretar é "atribuir a alguma coisa sentido simbólico ou alegórico; explicar, comentar ou aclarar o sentido de". Tal definição já pede cuidado no emprego desse ato. Ou seja, para que se possa dialogar com outras áreas, é preciso se aproximar de teorias que levem em conta questões que dizem do funcionamento simbólico e do sentido, o que acaba por afastar concepções de linguagem que a tomam como subordinada a outras ordens, e modelos de clínica como a de verificação, em que o fonoaudiólogo apenas elenca sintomas e os coloca em uma categoria nosográfica, dado que são sinais, representam idealmente o mal.

Dentre os estudos em Aquisição de Linguagem, serão utilizados aqui artigos de autores filiados ao sociointeracionismo, devido aos cuidados, citados anteriormente, que devem ser tomados para que se possa tocar na questão da interpretação.

Lier-De Vitto discute a questão da interpretação a partir da análise de *corpus* de monólogos de crianças no início da aquisição de linguagem. De acordo com tal análise, a autora constata que nos monólogos são observadas muitas repetições, erros e paradas. Segundo ela, isso acontece porque "o sentido está à deriva", pedindo a intervenção do outro na organização e na articulação do discurso da criança, pedindo interpretação e restrição.

O que se tem nos monólogos é uma criança que ainda não se dividiu em falante/ouvinte e que, portanto, não é intérprete. Em sua fala, o que se observa são fragmentos incorporados da fala do outro e que não se alinham devido à falta do intérprete.

A criança só se tornará intérprete quando for afetada pelos movimentos metafóricos e metonímicos e se "alienar". Ou seja, se tornar um sujeito para o qual o outro e o mundo não são transparentes.

O outro, nessa perspectiva, é "instante e lugar de um funcionamento" lingüístico-discursivo e, por isso, se torna intérprete. Em outras palavras, por ter sido "capturado" pelo funcionamento lingüístico, tem a capacidade de colocar os fragmentos da fala de uma criança em uma rede de sentidos. A criança, que por sua vez ainda não foi capturada por esse funcionamento, só poderá se escutar na fala do outro, do intérprete, já que o sentido se constituirá nessa instância.

É por isso que sem a presença de um intérprete, os restos incorporados pela criança nos monólogos se dispersam, não se organizam, não fecham o sentido, apenas circulam sem direção, mas ao mesmo tempo possuem movimento, funcionamento que pede interpretação para que não fique sem sentido. Nos monólogos, "há (de fato) sentido lingüístico no não-sentido".

Dessa maneira, "a linguagem é que pode dar vida" a um sujeito e "fazer o laço social", diferentemente de perspectivas em que a linguagem está submetida ao social ou ao cognitivo. Tem-se, nessa perspectiva, a noção de linguagem como autônoma e fundadora do sujeito, o que abre espaço para entender a linguagem como um funcionamento regido por leis próprias. Porém, não há aqui uma implicação clínica; nessas asserções não se tem o interesse de desvendar o que há de obscuro na patologia e no sintoma. Nem poderia ser de outra forma, pois este estudo tem o compromisso lingüístico e não clínico. Mas não deixa de abrir frestas para pensar a linguagem como simbólica, posicionar o outro no lugar de intérprete e colocar a interpretação como um afluente da interação, como sentido possível.

Em outro texto que traz a questão da interpretação, Arantes e Lier-De Vitto discutem qual o efeito da fala da criança no outro e o papel desse efeito no processo de interpretação. Segundo as autoras, para que se possa discorrer sobre a fala da criança e seus efeitos é preciso que três pontos sejam explorados: o outro, a interpretação e o que diferencia a fala da criança. Pontos devidamente explorados no artigo anteriormente citado.

De acordo com as autoras, faz-se necessária a distinção entre dois tipos de interpretação: a do investigador e a do já-falante.

Os efeitos de estranhamento causados em um já-falante diante da produção caótica da criança, que possui marcas de diferenciação em relação à sua própria fala, pode ainda sofrer efeitos de outra dicotomia, qual seja, a da cisão entre normal e patológico. Ou seja, o já-falante pode ainda estranhar algo que se diferencie da fala desordenada da criança e denote algo de patológico.

A heterogeneidade dos efeitos de estranhamento deflagrados no outro encontra lugar na clínica fonoaudiológica em que a questão da patologia toma forma por via da interpretação do terapeuta.

Nessa instância clínica, existem dois momentos de interpretação, ou duas interpretações: "em cena", ou seja, dentro da clínica, no momento em que o fonoaudiólogo escuta e se submete à fala da criança; e dos dados, quando o clínico se coloca no lugar de investigador ao se debruçar sobre os dados transcritos a partir de uma sessão de terapia.

O primeiro tipo de interpretação traz o inédito do efeito do sentido. Não é possível prever o que a fala do paciente produz no terapeuta e vice-versa; portanto, tal interpretação é a mesma que a proposta em uma visão interacionista em Aquisição de Linguagem, a do já-falante. Mas se assim fosse, a singularidade clínica seria posta para fora, já que a interpretação em cena não carrega um diferencial. Não se pode esquecer que a interpretação clínica é proveniente de um sintoma, de uma patologia e, como sintoma, entende-se um apelo dirigido a um outro a quem se supõe saber tratá-lo ou ressignificá-lo.

As autoras constatam que é preciso arregimentar uma interpretação que seja "estruturante-terapêutica", mas não se arriscam em tal tarefa, apenas trazem o que diferencia a interpretação psicanalítica daquela postulada no interacionismo. Para a primeira, interpretação é a "intervenção do analista que procura fazer surgir um novo sentido para além do manifesto". Já para o interacionismo, a interpretação deve restringir, colocar fragmentos dispersos em um texto. As autoras finalizam o texto indagando qual seria a posição da fonoaudiologia perante as questões levantadas no texto, qual seria o estatuto da interpretação fonoaudiológica.

É importante ressaltar que a Aquisição de Linguagem não tem nenhum compromisso clínico, e por isso não lida com o conceito de interpretação como técnica terapêutica. Sendo assim, como foi observado no próprio artigo, se a interpretação se restringir ao exposto por Lier-De Vitto, o fonoaudiólogo perde sua especificidade, já que para ser intérprete nessa perspectiva, basta ser falante.

No artigo citado não se coloca o que diferencia a interpretação do já-falante e do terapeuta, e o que faz essa diferença é o *setting* terapêutico, instância em que o fonoaudiólogo demarca o território que comporta apenas o que é fruto da relação terapeuta/paciente, ou seja, o texto, e dessa forma garante a interpretação como um instrumento de pesquisa clínico-terapêutica. Sem que o terapeuta esteja inserido no *setting*, a interpretação não se faz possível, uma vez que será a demarcação imaginária do *setting* que garante o exercício interpretativo como técnica terapêutica.

A psicanálise, por ser uma teoria que nasce da clínica e comporta uma teoria de clínica, pode ser um lugar interessante para o diálogo, pode vir a somar com o que já foi elucidado neste trabalho mediante discussão sobre linguagem do sociointeracionismo.

Sobre a questão da interpretação, é bastante pertinente o trabalho com autistas de Laznik-Penot que mostra a necessidade de ir além da fala da criança, além de suas palavras, para que se possa buscar um sentido, interpretar. Ela discute a questão tendo por base o atendimento de uma criança turca de dois anos, autista, que não entendia o francês, sendo que sua família o dominava apenas rudimentarmente.

A terapeuta conta que aceitou esse caso por acreditar que "os significantes que o analista pode escutar pertencem à história do sujeito ou à língua de seu próprio meio familiar" (Laznik-Penot, 1997:13). Ou seja, no caso relatado no texto, fatos ligados à história familiar e, conseqüentemente, à história de vida do paciente carregavam sentidos que denunciavam aspectos de sua patologia e poderiam servir de texto para a lida com uma língua que se mostrava estrangeira. Tais fatos eram narrados pela mãe, e, por meio dos significantes maternos, a demanda pôde ser elucidada. A terapeuta pôde também, segundo uma maneira, muitas vezes apenas corporal, com que a criança se dirigia à mãe, decifrar alguns significantes que diziam respeito ao paciente, às suas relações, à sua doença. Significantes como esses, que nem sempre eram palavras, tampouco constituem um discurso transparente, foram passíveis de interpretação.

O trabalho terapêutico tinha, nesse caso, a tarefa de decifrar, traduzir e interpretar os significantes trazidos pelo paciente, que falava muito pouco. Sendo assim, o trabalho, de início, estava voltado para os comportamentos esteriotipados da criança; era preciso, portanto, que esses comportamentos tivessem valor de representação.

A partir desse caso, a autora faz considerações sobre a interpretação no bojo de uma noção de "língua". Laznik-Penot concorda com a idéia de duas ordens de língua. Uma seria relativa às vocalizações, à língua dos segmentos supra-segmentares (melopéia), em que não há interdição da mãe, chamada "língua alienante". A outra seria a língua materna, que tem o poder de interditar a relação simbiótica e fazer surgir o sujeito atravessado pelo funcionamento simbólico. Pode-se pensar que a língua tem dupla função: a de alienação e a de diferenciação; ela traz em si a dialética.

Conclui-se que, para haver escuta, é preciso que o sujeito passe por essas duas ordens, a da alienação, em que a simbiose está posta, e a da língua materna, "na qual a mãe é proibida à criança".

Só assim o sujeito será atravessado pelo funcionamento simbólico, quando a dicotomia da língua se fizer presente na dialética da enunciação. A língua pode ainda ser "dicotomizada", ou seja, só fazer alienar, o que acarreta uma patologia.

No tratamento desse paciente, a terapeuta não quis substituir o francês pelo turco como língua materna. Sucedeu-se que no jogo entre as duas línguas, no jogo de suas traduções, os enunciados da criança ganharam valor de mensagem e criaram significantes. Assim, a criança pôde passar a se representar como sujeito. A autora aponta uma noção de língua que está para além daquela que a lingüística supõe. Segundo ela, para que haja interpretação é preciso que o analista esteja com a escuta aberta para palavras, gestos, melodias, memórias que são captadas e conjunturadas no sentido de compreender o que vive o paciente. Todas essas nuanças se colocam pela transferência e podem permitir certa alteridade para que a interpretação seja constituída.

Pode-se pensar, a partir dessa leitura, que a interpretação clínica deve ir além da organização de significantes dispersos, além de tentar dar à produção não-coesa ou não-coerente a ordem da língua. Propõe-se refletir numa interpretação que possa fazer sentido para além do significante ou da falta dele pronunciado oralmente; é poder se deixar tomar pelos efeitos do sentido, mesmo que este não esteja na palavra, ainda que a palavra seja o lugar, por excelência, de acolhimento dessa dialética.

Outro autor a elucidar essa reflexão é Hermann. Para ele, o paciente vive, mediante a transferência, uma metamorfose contínua e absolutamente singular que pode seduzir, assustar, atrapalhar, confundir, apressar o analista. Por isso, para que se chegue a certa interpretação, o analista deve exercitar sua paciência até que os conteúdos, os desejos, se tornem, ao menos, parcialmente claros.

O analisando veste a transferência para que possa falar de seus afetos; logo, cabe ao terapeuta acreditá-las e até vivê-las parcialmente para que só então possa revelar a fantasia por meio da interpretação.

Como se deve então interpretar? O autor começa por aquilo que não se deve fazer, ou seja, não lançar a interpretação em tempo errado, mesmo que correta, ou melhor, adequada. Isso vem ao encontro da necessidade de acalmar o analista, e não o paciente.

Deve se ater ao texto trazido pelo paciente e calmamente mergulhar dentro dele. Só assim haverá ruptura. Dessa forma, o analista toma uma decisão não-arbitrária e com muito cuidado esculpe a arte da interpretação, sem a objetividade selvagem da interpretação imediata, em que o analista pode querer se esconder ou se expor demais. Será o próprio paciente que vai criar o texto em que seu discurso ganhará contorno.

Muitas vezes confunde-se a interpretação com explicação ou "sentença interpretativa". Pensa-se que uma frase, um pequeno parágrafo que explique para o paciente o que está ocorrendo em seu psiquismo, a ligação da transferência com sua história pessoal etc. configuram uma interpretação, quando, na verdade, é apenas uma parte do processo, servindo de "fecho à interpretação já ocorrida". Aliás, grande parte desse processo é silenciosa, é um tempo de escuta do analista. O analista precisa descobrir o que está oculto nas palavras do paciente, do texto confeccionado a cada sessão terapêutica. É tentar ser "*in*-diferente" para chegar ao âmago da questão travestida.

A interpretação requer, portanto, que o analista experimente as emoções trazidas pelo analisando, que se coloque "no lugar do interlocutor inconsciente" para que possa pesquisá-las. Para tanto, é preciso estar além das trocas de assunto, das metamorfoses, colocando a escuta no porão da aparente ordem discursiva. O terapeuta "retira-se como ser concreto, para que aí onde está aconteça o sentido do paciente... a esse 'fazer sentido' chamamos de desenho do desejo" (Hermann, 1993:99). Interpretar é poder colocar as emoções em circulação pela descoberta e ajudar a diminuir o poder do afeto.

Hermann elucida ainda mais a possibilidade de poder interpretar para além das palavras e do silêncio. Ele sinaliza a necessidade de uma escuta afinada para os afetos do paciente, algo que transcende a literalidade do discurso e o processo mecânico do ouvir.

A possibilidade lançada aqui pode ser de grande valia para a fonoaudiologia, um universo que, em muitos casos, não é possível manter nem mesmo a ilusão da literalidade, porque pode não se ter a fala, como nos quadros das afasias ou dos ditos retardos de linguagem. O fonoaudiólogo precisará ter recursos que possam ser independentes do sintoma de fala apresentado pelo paciente, conseguindo entrever para além deles.

As reflexões dos autores referidos até o momento iluminam a estruturação de uma técnica de interpretação que permite desacobertar os caminhos e os arranjos dos sentidos, mesmo que eles pareçam não existir. Como nos casos em que o silêncio, ou a confusão de um discurso, ou ainda aquilo que é ininteligível parecem ser esvaziados de sentido, necessariamente porque o fonoaudiólogo não reconhece a língua.

Orlandi discorre a respeito do silêncio do não-sentido a partir de um mirante teórico que permite afirmar que "os sentidos são feitos de silêncio", e existe uma relação solidária entre as palavras e o silêncio. No interior dessas idéias é que será questionada a noção de interpretação.

As noções de discurso e incompletude serão abordadas para que se possa falar em ideologia como uma categoria de linguagem e, então, entender qual a relação entre os processos de constituição dos sentidos e dos sujeitos.

O discurso é entendido como "efeitos de sentido entre locutores" e, assim, fica dito que o sujeito está incluso na linguagem. Esta, por sua vez, não é transparente, sendo necessário incluir a constituição do sujeito e a "espessura material do sentido" na sua constituição. Será na linguagem que o sujeito lidará com o sentido, com a sua memória. Dessa forma, não se pode ter como referência a empiria da linguagem, mas sim o que determina a sua significância, que, de acordo com a Análise de Discurso (AD), será a memória discursiva, constituída no interdiscurso. Na memória é que o sentido fará sentido para o sujeito, já que nela se relacionam a língua e a historicidade.

A memória discursiva é composta por já-ditos, por sentidos já constituídos que sustentam o dizer. Já-ditos que ganham anonimato, que perdem sua autoria em decorrência de um esquecimento indispensável para a constituição de identidade. Ou seja, todo dizer é baseado em um conjunto de sentidos que formam o interdiscurso, a memória discursiva. Sentidos que serão reeditados trazendo a ilusão de autoria, de que o criador do dizer é o próprio sujeito. Tal movimento só é possível pelo fato de nos esquecermos de que algum dia, em algum lugar, de alguma maneira, aquilo já havia sido dito por alguém. Sobre a memória do dizer, não exercemos controle algum.

O esquecimento, a ilusão de que somos autores do que enunciamos, é necessário para que o sujeito possa ocupar um lugar discursivo, para que possa se identificar e se diferenciar. O esquecimento proporciona ainda a não-interpretação e a des-historicização, uma vez que se admite a ilusão de que as palavras carregam um sentido natural, próprio.

A ideologia trabalha, então, no sentido de barrar a interpretação primeira, em que os dizeres inter-relacionados produziram sentido. Ela promove a transparência ilusória das palavras, que, na verdade, são resultado de um conluio de sentidos, de interpretação de dizeres negados ao sujeito. Será por meio da interpretação, da atribuição de sentidos a determinado dizer, que a historicidade se constitui e o sujeito se identifica como tal.

De acordo com a posição da autora, a relação entre memória e dizer se dá em dois eixos: "o da verticalidade (memória, domínio da constituição do sentido) e o da horizontalidade (o da formulação)", sendo que o primeiro determina o segundo. Todo discurso deveria ser um deslocamento nessa rede de sentidos, nesses dois eixos. Porém, em alguns casos, há bloqueio nessa relação entre os eixos, e a repetição pode paralisar apenas na formulação, sem contato com a constituição interdiscursiva do sentido, com o efeito de deslocamento, de ressignificação do sentido da interpretação. O sujeito, então, passa a não se constituir como lugar para fazer sentido, não se identifica e se diferencia e, assim, não há historicidade. Ocupar um lugar de sentido é função da interpretação, que pode ressignificar sempre o sentido já-aí, que pode trabalhar com a infindada incompletude do sujeito.

Na seqüência, a autora propõe pensar o silêncio de duas formas: o silêncio fundador e o silenciamento, ou a política do silêncio. O primeiro é condição para o sentido e tem como função o movimento do sentido. É nele que o sujeito pode transitar, se deslocar no sentido, sendo "matéria primeira" para o sentido. O segundo é dividido em duas partes: silêncio (silenciamento) constitutivo e silêncio (silenciamento) local.

Para Orlandi, silêncio constitutivo "é a relação com os outros discursos inscritos na palavra", ou seja, é o que foi apagado, a relação interdiscursiva na constituição do sentido. É o silêncio do que não foi dito, mas contribui ou até determina o que foi efetivamente dito. Já o silêncio local, ou censura propriamente dita, é o que poderia ser formulação, mas sofre resistência, é proibido e "atinge diretamente os processos de identificação do sujeito". Todavia, o sentido nunca é paralisado, ele apenas se transfere para outro objeto simbólico.

Ainda de acordo com os propósitos teóricos da AD, dois processos sustentam a linguagem: a paráfrase e a polissemia. Esses processos trazem consigo a relação tensa entre o mesmo e o diferente, que produz sentido entre o que a interpretação pode deslocar ou fixar.

A partir disso, pode-se refletir a relação entre o não-sentido e o sem sentido. O não-sentido é da "instância do interdiscurso", que permite o deslocamento do sujeito em uma rede de sentidos possíveis. "O não-sentido é disponibilidade e não-vazio." O sem sentido é que será o vazio que interdita a relação com o outro, é "estabilização".

Enfim, no mesmo lugar em que há o equívoco, o outro, a interpretação, "há também o trabalho ideológico da estabilização do sentido". Silêncios e palavras apenas se distinguem em sua materialidade, mas pertencem ao mesmo campo de possibilidades infinitas, "porque afinal, no mundo dos signos, tudo é sujeito à interpretação e aos seus limites". Apesar de a AD não ter interesse clínico em suas análises, seus pressupostos podem contribuir na estruturação de uma técnica de interpretação clínica.

A partir do texto pode-se entender que por trás de uma enunciação está posta a polissemia, a multiplicidade de sentidos que, por meio de a interpretação, marcada pela historicidade e pela ideologia, podem ser reeditados.

A AD traz a idéia de que será o discurso que identificará o sujeito, o colocará em determinada posição do dizer, e o que há de empírico na fala de um sujeito é apenas parte do processo discursivo que, se desmontado, interpretado, dirá sobre aquele que discursa. Será, então, no rearranjar dos sentidos e dos significantes que residirá a interpretação? Mas como fazer dela uma técnica clínica?

Rosolato traz a necessidade de se procurar quais os elementos que fundam a interpretação. Segundo o autor, é preciso descobrir quais as partes que compõem um conjunto, dando a cada parte a sua importância, para que se possa entender qual o mecanismo que as reúne.

Na psicanálise, o trabalho de análise tenta elucidar, por intermédio das palavras, elementos que possam decifrar uma rede de sentidos. Esses elementos são os significantes. A interpretação se dá apenas entre o analista e o analisando. O analista parte do desconhecido e, por meio de um exercício mental, identifica os elementos, mas isso se dá pelo apoio de uma teoria, mediante o que foi postulado para sustentar a relação entre os "três pólos": o da linguagem, o das representações e o do referente.

As palavras, a linguagem, lugar de atuação do analista, não deve ser entendida como estática, como conceito gramatical. Se assim o fosse, os sentidos e os arranjos sintáticos seriam fixos. Em vez disso, deve-se pensar que o significante é um elemento que indicia a articulação dos sentidos. Articulação que é sempre inédita. Os significantes "permitem guardar na memória impressões, sensações, experiências, mesmo que indistintas, ainda mal identificadas". Pela interpretação e numa relação transferencial é que será possível a compreensão e a elucidação dos conteúdos que estão por trás do significante.

O autor destaca a distinção entre dois tipos de significantes: os lingüísticos, em número determinado e limitado, separados por diferença e oposição; e os de demarcação, elementos de qualquer representação verbal. Os últimos são aqueles que segundo Freud são captados pelo inconsciente e constituem latência. A relação entre os significantes produz sentido, o que ocorre em duas modalidades: a metáfora e a metonímia. Será por intermédio delas que haverá comunicação entre o inconsciente, o consciente e o pré-consciente. O inconsciente está posto na polissemia, que é interditada nas duas modalidades.

Dessa forma, não é possível dissociar a interpretação do significante, porque será na articulação dos significantes que a grade de sentidos será denunciada e a interpretação, construída.

Rosolato introduz ainda duas questões de ordem prática. A primeira diz respeito ao risco da onipotência do terapeuta ao supor que, entendendo teoricamente as relações triádicas entre linguagem, representação e referente, nada lhe escaparia. O autor responde a essa primeira questão por meio da "relação com o desconhecido", na análise do não-dito e na oscilação metáro-metonímica. "O desejo é fundamentalmente relançado pelo desconhecido." O terapeuta, portanto, estará sempre deparando com o desconhecido, com os arranjos do desejo e do sentido que não estão postos empiricamente no dizer. Será preciso ter escuta para o não-dito, para o que se esconde por trás do dizer.

A segunda traz a impotência para a compreensão diante da "vazão ilimitada dos significantes". Para tal, o autor observa que o contexto e os limites sociais dão forma ao significante e aos processos ligados ao complexo de Édipo. A interpretação, portanto, será o acesso aos conteúdos intrincados entre as relações de significantes. Ao se exercitar a interpretação é possível entrever quais as "regras" que compõem as relações postas, "estabelecendo o inconsciente ao mesmo tempo como falta e como potencial de significância". Cabe ao terapeuta manter uma escuta que possibilite, a partir do desconhecido, a construção de sentidos.

Enfim, até o momento foi feito um esboço de como a técnica da interpretação pode ser utilizada na clínica, quais os caminhos que um terapeuta deve percorrer na tentativa de obter visibilidade no desconhecido, do acobertado pela literalidade. Algumas trilhas foram apontadas, mas, no âmbito clínico, o desconhecido é uma variável que obriga pensar e reestruturar a técnica de acordo com cada paciente. O próximo passo será trazer essa discussão para a clínica fonoaudiológica, na tentativa de entender a interpretação nesse campo de atuação. Para tanto, será feita uma analogia entre *A interpretação dos sonhos*, de Freud, e uma possível interpretação dos sintomas, visto que tanto os sonhos como os sintomas guardam semelhanças em suas definições.

A técnica da interpretação como prática fonoaudiológica

Como já foi elucidado, para que possamos falar em diagnóstico fonoaudiológico é preciso que se adote uma concepção de linguagem como um funcionamento relativamente autônomo, regido por leis próprias, pois, de outra forma, o fonoaudiólogo acaba apenas por retratar, mediante exemplos sintomáticos, diagnósticos que foram emitidos em áreas alheias ao seu campo de atuação.

Adotar uma concepção de linguagem como a sugerida neste estudo e abrir a possibilidade de se construir um diagnóstico fonoaudiológico obrigam à reflexão a respeito de qual será a lida com o sintoma do paciente.

Por definição, o sintoma é opaco, disperso e se repete. Quando entendido apenas como uma categoria que leva a uma classificação, não apresentará nenhuma peculiaridade e será universalmente inserido em uma nosologia. Mas se colocado no interior da história do paciente, o sintoma perde a transparência e passa a ser uma peça do discurso do paciente e de sua família, conjurando sentido. Peça que se articula com muitas outras, num texto em que cada uma dessas partes tem um valor específico e mantém relação com as outras segundo uma rede de sentido.

O sintoma nunca é único; ele faz parte de uma cadeia sintomatológica, que se apresenta dispersa para o terapeuta, ou no discurso parental (no caso de crianças), ou no discurso do próprio paciente. Ou seja, o sintoma é opaco, por não se dar a ver, por sua manifestação concreta. Ele habita toda uma história, se mostra e se esconde dentro dela e se relaciona o tempo todo com os elementos desta história. Ao se relacionar com os elementos do discurso parental e do paciente, por fazer parte de toda enunciação, o sintoma se dispersa, não toma uma forma única. E, assim, o que dará unidade e clareza para o sintoma será a interpretação.

A interpretação não deixa de ser uma pesquisa, nesse caso, clínica. Cabe aqui entender qual o tipo de pesquisa que caracteriza a interpretação. Em pesquisas de cunho positivista, cabe ao investigador identificar as variáveis do fenômeno e controlá-las. Para tanto, é necessário que o objeto da ciência que faz esse tipo de pesquisa se preste a isso, como na física. Porém alguns objetos não se prestam a isso, como a linguagem tal como entendida neste trabalho. Nesses casos, existem variáveis que podem ser identificadas, variáveis que se prestam ao conhecimento, e outras que nunca virão ao conhecimento, em que a dedução deverá ser o instrumento de pesquisa. O trabalho de dedução pode ser chamado de interpretação.

Tal dedução deve ser resultado da aplicação de uma técnica bastante cuidadosa, uma vez que se está lidando com o que é desconhecido, não identificável. Quando se fala em interpretação cuidadosa, deve-se ouvir também a escuta clínica cuidadosa e a sintônica com o desconhecido, para que se possa trabalhar com os contrastes da visibilidade e da imprevisibilidade.

Pode-se aqui fazer uma analogia entre a interpretação dos sintomas com a interpretação dos sonhos postulada por Freud, já que esses dois elementos, os sonhos e os sintomas, guardam similaridades no que tange à questão do "cognoscível" e do "não-cognoscível".

Na tentativa de desvendar certas estruturas patológicas, com objetivo terapêutico, Freud passa a rastrear elementos da vida mental dos pacientes para que ele pudesse desarticular a cadeia sintomática e livrar o paciente de suas perturbações. Para tanto, pedia ao paciente que falasse livremente sobre determinado assunto e, nessa fala, apareciam também narrativas de sonhos. Deduz-se, então, que o sonho também poderia estar inserido na cadeia psíquica e ele também falava sobre a doença. Passa-se a tratar o sonho como um sintoma, e o método de interpretação dos sintomas passa a ser aplicado sobre os sonhos.

Nos sonhos, devido ao adormecimento, surgem "representações involuntárias", que se tornam "voluntárias" no momento em que são contadas e elaboradas. Freud postula que os sonhos não devem ser interpretados em sua totalidade, como um bloco, mas em suas frações, já que os sonhos "têm um caráter múltiplo, sendo conglomerados de formações psíquicas". Ou seja, é um texto constituído na dispersão.

A interpretação dos sonhos não é fixa, os conteúdos oníricos podem delatar, ou esconder sentidos diferentes para pessoas diferentes. "Existe pelo menos um ponto em todo o sonho no qual ele se torna insondável – um umbigo, por assim dizer, que é seu ponto de contato com o desconhecido" (Freud, 1900:133).

A investigação onírica consiste na tentativa de entrever o que está por trás da cadeia manifesta, em suas entrelinhas, poder deduzir quais as relações entre o conteúdo manifesto e os pensamentos oníricos latentes, além de entender como um se tornou o outro. Como a cadeia de sentidos, os pensamentos oníricos se arranjaram no conteúdo manifesto do sonho. Se comparados os conteúdos dos sonhos e os pensamentos oníricos, observa-se que houve um trabalho de condensação. "Os sonhos são curtos, insuficientes e lacônicos em comparação com a gama de riqueza dos pensamentos oníricos."

Em análise, mediante livre-associação, busca-se fazer conexões entre os resíduos que ficaram do sonho e a cadeia de idéias que havia sido condensada. Essas associações terão sempre relação com a cadeia de idéias que forma o sonho. O que é inegável é o fato de os sonhos passarem por condensação, uma omissão de alguns pensamentos oníricos ou parte deles. Foi observado que um elemento do sonho remete a vários pensamentos oníricos, e um pensamento onírico pode ter relação com vários elementos dos sonhos. É importante lembrar que, nos sonhos, fatos reais e imaginários têm a mesma validade, o que acontece também na "produção de estruturas psíquicas mais importantes".

Analisando os sonhos, Freud passa a observar que, muitas vezes, o que é conteúdo manifesto não possui relação direta com os pensamentos oníricos. Tais conteúdos apontam caminhos, mas nem sempre possuem relação direta com os pensamentos oníricos. "O que aparece nos sonhos, poderíamos supor, não é o que é *importante* nos pensamentos oníricos, mas o que ocorre neles repetidamente."

Há uma sobredeterminação do conteúdo do sonho, uma múltipla determinação. Mas é importante destacar que há importância na "escolha" dos elementos do sonho que são manifestos, já que estes apontaram a relação com os pensamentos oníricos. O conteúdo do sonho é uma "distorção do desejo onírico", que sofre censura de uma instância psíquica, que sofre resistência. Em suma, para que os pensamentos latentes se tornem manifestos em um sonho, dois fatores devem estar em ação: a condensação e o deslocamento.

Há ainda uma trama de sentidos que relaciona os pensamentos oníricos, relações lógicas que ligam idéias e lembranças. Essas relações não estão postas no conteúdo dos sonhos, mas devem ser restauradas apenas no processo interpretativo. Para interpretar os sonhos é preciso compreender qual a lógica da relação dos elementos manifestos em livre-associação para que, então, se chegue aos pensamentos oníricos, já que sua representação pode não ter relação direta com os elementos e, sim, com o seu arranjo condensado e deslocado. Assim como os sonhos, os sintomas são pontos indicativos de uma trama de sentidos, são indiciários de uma trama que os sustenta e os coloca em relação.

O discurso parental e o do paciente nos servem de lugar para a investigação do que articula o sintoma e suas relações. Funcionam como o conteúdo manifesto dos sonhos que apontam relações lógicas de sentido dentro de uma história de vida, mesmo que o discurso não apareça em forma de palavras ou que não transmita a ilusão de literalidade.

No campo fonoaudiológico, os sintomas de fala podem afugentar, amedrontar o terapeuta, por ele não encontrar pontos que sustentem a ilusão de literalidade. Sendo assim, é preciso estar mergulhado não só no que é dito, ou na falta do que é dito, mas nos afetos, nos atos, na prosódia da relação terapêutica, para que se encontre uma porta de entrada para a interpretação, para a rede de sentidos que determina o discurso e conta a história do sintoma.

A interpretação vem para colocar esses conteúdos em uma certa ordem, dar nitidez à cadeia de conteúdos latentes que se colocam por trás do sintoma e do discurso. Será no texto clínico que o fonoaudiólogo poderá entender qual a lógica da relação dos elementos, tal como Laznik-Penot afirma.

O efeito de seu ato interpretativo será imprevisível, uma vez que só se poderá saber qual a intensidade desse efeito retroativamente. A escuta nesse momento volta a ser essencial, uma vez que é preciso detectar o efeito. Para tanto, a escuta deve, mais uma vez, estar sintônica e o texto clínico claro, para o terapeuta voltar a interpretar no decorrer de todo o ciclo do tratamento clínico-terapêutico.

E será no decorrer do tratamento que o terapeuta vai se aventurar nos entremeios do discurso de seu paciente, lidando com a opacidade do que é dito, mas ainda assim poderá ser escutado, com a desordem de sentidos que poderá ser ordenada e com o desconhecido que poderá permanecer nessa condição. Nessa aventura, o fonoaudiólogo deve ter sempre como arma a escuta, e como fortaleza o *setting* terapêutico e o texto nele tecido. Apenas dessa forma o sintoma poderá indiciar o sentido de sua manifestação.

Referências bibliográficas

ARANTES, L. M. G. e LIER-DE VITTO, M, F. "Sobre os efeitos da fala da criança: da heterogeneidade desses defeitos". *Letras de hoje*, vol. 33, n. 2: 65-71, 1998.

DE LEMOS, C. T. "Los processos metafóricos y metonímicos como mecanismos de cambio". *Substratumm*, vol. 1, n. 1: 121-135, 1992.

FREUD, S. *A interpretação dos sonhos*. Rio de Janeiro: Imago, 1900/1999.

GUILHERMINO, D. et al. "Sintoma: articulações e possibilidades na clínica fonoaudiológica". In: *Atualização em voz, linguagem, audição e motricidade oral*. São Paulo: Frôntis Editorial, 1999, pp. 25-48.

HERMANN, F. *Clínica psicanalítica: a arte da interpretação*. São Paulo: Editora Brasiliense, 1991, pp. 83-100.

LAZNIK-PENOT, M. C. "A tradução no âmbito de um tratamento". In: LAZNIK-PENOT, M. C. *Rumo à palavra*. São Paulo: Escuta, 1997, pp. 13-40.

LIER-DE VITTO, M. F. "Os monólogos e a questão da interpretação". In: FABRINI, R. e OLIVEIRA, S. L. *Interpretação*. São Paulo: Lovise, 1998, pp. 73-83.

ROSOLATO, G. *Elementos da interpretação*. São Paulo: Editora Escuta, 1988.

ORLANDI, E. P. "Do não sentido e do sem sentido". In: FABRINI, R. e OLIVEIRA, S. L. *Interpretação*. São Paulo: Lovise, 1998.

3

Considerações sobre o fenômeno transferencial na clínica da linguagem

Simone Ribeiro Cabral Fuzaro
Maria Consuêlo Passos

"Era uma vez... Pedro.

Dois anos, filho único, loiro, bonito, olhos azuis que nada fitavam. Olhar quase sempre alheio, perdido no espaço, no tempo, quem sabe? Nada se apreendia por sua expressão, pois nenhum sentimento parecia lhe dizer respeito: alegria ou tristeza, saudade ou medo... Na escola, uma única manifestação: o choro. Um choro semelhante a um lamento, um choro sem lágrimas, um choro gritado, aliás, choro "retrato" de voz, já que fala nesse momento não havia. Choro aflito que afligia quem escutava e tentava em vão acalmá-lo. Quando o choro irrompia, o porquê ninguém entendia, pois assim como do nada começava também por nada acabava.

E, no caminho que juntos percorremos, fomos aos poucos nos conhecendo (pai, mãe, Pedro e eu), nos misturando, nos dividindo, nos sentindo, nos compreendendo, nos relacionando, nos constituindo. Tudo foi aos poucos se modificando e Pedro se delineando, tomando forma, se manifestando: falando.

Era uma vez Pedro, ou melhor, é uma vez Pedro: um menino de quatro anos, loiro, bonito, olhos azuis curiosos, alegres, que buscam o outro, que manifestam interesse, que estão à procura... procura de compreensão, procura de informação, procura de cada vez mais e mais efetivas relações."

Era uma vez... É uma vez... uma fonoaudiologia pautada por: fazer uma anamnese e coletar todos os dados possíveis que forneçam ao fonoaudiólogo um "retrato" da criança, da família, das relações que estabelecem; fazer uma avaliação de linguagem e descrever as omissões, trocas, alterações fonêmicas, ausência de fala... enfim, a maneira como a criança se comunica (ou não); passar a um processo terapêutico marcado pela possibilidade de se "ensinar" a criança a falar e até mesmo de se "ensinar" aos pais como estimular adequadamente os filhos...

Perguntar, responder, conhecer, prever e... deparar com as exceções, com as resistências à generalização. É a partir desse lugar, o da singularidade que se faz presente na clínica, singularidade que pauta o processo terapêutico e aponta para questões importantes na fonoaudiologia, que me proponho a problematizar a questão do fenômeno transferencial na clínica da linguagem.

Para podermos abordar esse fenômeno é preciso partirmos de um breve estudo dele na área em que foi criado, ou seja, na psicanálise. Farei uma breve exposição teórica sobre a conceituação do fenômeno transferencial, procurando evidenciar o contexto de sua descoberta e o sentido que lhe foi atribuído, por Freud, na psicanálise.

No início de sua prática, em 1895, Freud utilizava o método hipnocatártico para o tratamento de seus pacientes. Com o tempo, conforme foi percebendo a indisposição de alguns deles quanto a serem hipnotizados, Freud foi abandonando esse método e iniciou um processo em que sugeria que os pacientes fossem falando sobre tudo o que lhes parecia importante (início do método de livre-associação).

No tratamento de uma de suas pacientes, Freud percebeu que em determinado momento a paciente parava de relatar o que vinha à sua mente, havia uma interrupção do fluxo associativo. Ao tentar compreender essas interrupções, Freud começou a perceber que nesse momento havia aparecido na consciência da paciente alguma associação, idéia, algum afeto ou impulso que tinha a ver com a pessoa do médico, e essa idéia ou impulso era de alguma forma considerado inconveniente pela paciente. Sendo assim ela preferia não comunicá-lo ao médico. Procurando se aprofundar um pouco mais sobre esse fenômeno, Freud percebe que o que entra em cena são sentimentos que, deslocados no tempo e no espaço, se apresentam na situação analítica.

Segundo Freud, as transferências são:

> reedições, reproduções das monções e fantasias que, durante o avanço da análise, soem despertar-se e tornar-se conscientes, mas com a característica (própria do gênero) de substituir uma pessoa anterior pela pessoa do médico. Dito de outra maneira: toda uma série de experiências psíquicas prévia é revivida, não como algo passado, mas como um vínculo atual com a pessoa do médico [...] algumas transferências são simples reimpressões, reedições inalteradas. Outras se fazem com mais arte: passam por uma moderação em seu conteúdo, uma sublimação [...] são, portanto, reedições revistas e não mais reimpressões. (1990: 110)

Freud deixa claro que para ele a transferência é uma grande aliada que pode ser definida a partir de três parâmetros: 1. Realidade e fantasia; 2. Consciente e inconsciente; e 3. Presente e passado. Diz ele que na impossibilidade de se recordar de sua vida emocional, o paciente a revive na transferência e é ali que deve ser resolvida. Dessa maneira, podemos dizer que a transferência é um fenômeno inconsciente e, portanto, pertencente à realidade psíquica, à fantasia, e não à realidade dos fatos, imediata. Sendo assim, sentimentos e desejos vinculados a determinada pessoa (objeto) na transferência só podem ser compreendidos se remetidos ao passado. Ela vai ser vista nessa dialética em que os dois tempos se unem na repetição. O passado é reconstituído como presente.

Freud, em suas observações, percebeu que o fenômeno transferencial levava a uma interrupção do fluxo associativo, configurava-se um obstáculo, uma dificuldade de se levar o tratamento adiante. Aquele aparece, então, fortemente vinculado à resistência. Diz ele: "[...] a transferência surge como a resistência mais poderosa ao tratamento" (Freud, 1990: 135). São as transferências, portanto, que vão ser utilizadas para produzir toda a sorte de empecilhos que tornam o material inacessível ao tratamento.

A questão central na psicanálise passa a ser o entendimento do quanto esse contexto da repetição está a serviço da resistência. A respeito dessa questão, Freud vai propor a seguinte classificação: as transferências vão ser divididas em positivas e negativas. As positivas vão ser aquelas que colocam em pauta sentimentos afetuosos, podendo também se subdividir em dois tipos: a) reveladoras de sentimentos amistosos ou afetuosos (admissíveis à consciência); b) reveladoras de sentimentos que remontam a fontes eróticas e, portanto, inadmissíveis à consciência. As negativas, ao contrário das primeiras, vão colocar em cena sentimentos hostis.

A partir dessa divisão, ele vai considerar a transferência estando a serviço da resistência quando se tratar de transferência negativa ou da positiva de impulsos eróticos reprimidos, pois nesses casos os conteúdos transferidos são inadmissíveis à consciência e, por isso mesmo, atuados na transferência. No que se refere a essa atuação, diz Freud: "[...] podemos dizer que o paciente não recorda coisa nenhuma do que reprimiu mas o expressa pela atuação [...] Ele o reproduz não como lembrança, mas como ação; repete-o, sem naturalmente saber o que está repetindo" (1990: 196).

Mesmo sendo a transferência, de determinado ponto de vista, um grande obstáculo ao processo analítico, na medida em que proporciona uma interrupção do fluxo associativo servindo para manter inacessível o material patológico, ela vai, segundo Freud (1990), "converter-se em sua mais poderosa aliada quando se consegue detectá-la a cada surgimento e traduzi-la para o paciente" (p. 112).

Em 1914 Freud introduz o conceito de "neurose de transferência", ao falar sobre uma amenização e às vezes até mesmo um desaparecimento dos sintomas que ocorre quando o indivíduo inicia o processo analítico. Esse desaparecimento é momentâneo e não significa cura. Ao contrário, o que se dá nesse momento é que as neuroses vividas anteriormente no dia-a-dia passam a ser "vividas" no tratamento. O que há é uma transposição do fenômeno patológico que começa agora a operar nessa zona intermediária entre a enfermidade e a vida da transferência. Esse processo acontece espontaneamente no início do tratamento e recebe o nome de neurose de transferência.

No procedimento psicanalítico, a transferência não acontece somente com o paciente; há também o que Freud chamou de contratransferência. Segundo ele, esta surge no médico "como resultado da influência do paciente sobre seus sentimentos inconscientes" (1990, p. 130). Podemos dizer que ela seria, então, uma resposta, uma reação do analista à peculiaridade da transferência do paciente. Esses sentimentos contratransferenciais devem ser deflagrados e compreendidos para que se faça uso adequado deles na relação com o paciente.

Com o objetivo de me apropriar de uma definição sucinta e objetiva dos dois processos envolvidos no fenômeno transferencial, a saber, a transferência e a contratransferência, recorri ao *Vocabulário da psicanálise* de Laplanche (1986), onde encontrei:

> Transferência designa em Psicanálise o processo pelo qual desejos inconscientes se atualizam sobre determinados objetos no quadro de um certo tipo de relação estabelecida com eles e, eminentemente, no quadro da relação analítica. Trata-se aqui de uma repetição de protótipos infantis vivida com uma sensação de actualidade acentuada (p. 668). A contratransferência é definida como "conjunto de reações inconscientes do analista à pessoa do analisando e mais particularmente à transferência deste". (p. 146)

Embora a referência fundamental para minha compreensão do fenômeno transferencial seja a teoria freudiana, acredito ser necessário ponderar que em se tratando de crianças há de se considerar que a questão do tempo (presente/passado), inserida no fenômeno transferencial, deve ser tratada de maneira criteriosa. O que muitas vezes acontece é a criança estar vivendo simultaneamente os sentimentos na relação primária e na relação terapêutica, ficando, então, redimensionada a questão do tempo.

No atendimento de crianças pequenas, ou mesmo de pacientes psicóticos, em que o ego não se encontra ainda estruturado, Winnicott afirma que esse indivíduo encontra-se em uma realidade que ele chama de "subjetiva". Nela o mundo é uma criação do sujeito, e não está em jogo a separação do sujeito e objeto, tampouco a questão do espaço e tempo.

Nesse caso, segundo ele, o que está em jogo é a construção de sentidos, a formação do *self*, a construção de estruturas, a emergência do sujeito. Nessa perspectiva a transferência é trabalhada na busca de sentido. O que se põe em jogo na transferência é a função simbólica. Cabe, então, ao analista perceber em que realidade o sujeito se encontra para poder trabalhar adequadamente na transferência.

Se levarmos em conta que no procedimento psicanalítico o objeto do trabalho, ou seja, o que se busca é exatamente o acesso ao reprimido na tentativa de torná-lo consciente, fica fácil vislumbrarmos o quanto esse fenômeno é instrumento fundamental, uma vez que ele vai possibilitar que se revelem, mediante a revivência, exatamente esses sentimentos e conteúdos reprimidos que o sujeito não tem condições de lembrar.

Embora o fenômeno transferencial tenha sido "descoberto" na psicanálise e nela tenha ganhado um sentido e uma função específica, como já explicitado, Freud deixa claro que ele acontece tanto dentro da análise como fora dela. Segundo ele, o fenômeno não deve ser atribuído ao método, mas sim à neurose. Para o psicanalista, em geral fora da análise a transferência "deve ser encarada como veículo de cura e condição de sucesso" (1990, p. 135). Ela é, em sua opinião, o terreno em que se joga, com uma sensação de atualidade irrecusável, toda a problemática do paciente, em que ele se encontra confrontado com a sua existência, com a força de seus desejos e fantasias inconscientes. É o terreno onde a vitória deve ser conquistada.

A respeito do fenômeno transferencial e de sua importância em todo e qualquer processo terapêutico, diz Jerusalinsky:

> Toda terapia realiza-se graças à transferência, apesar da transferência. Graças à transferência, pois ela atua, aciona como repetição inconsciente, quer dizer que graças a ela vamos poder intervir desdobrando-a, analisando-a. Caso contrário, se isso não ocorresse cairíamos, como bem diz Sami Ali, nas técnicas padronizadas (da ordem do reeducativo) que não consideram os processos transferenciais. (1989: 108).

Com essas afirmações, abre-se espaço para que se possa pensar nesse fenômeno nas mais diversas situações relacionais. Nessa perspectiva, para buscarmos compreender como abordar esse fenômeno na clínica da linguagem, acredito ser necessário, à luz do referencial teórico anteriormente descrito, refletir sobre as implicações e relações possíveis entre o fenômeno transferencial e a clínica da linguagem contemplando suas especificidades.

Embora em nossa clínica o objetivo seja diferenciado, na relação que estabelecemos com o paciente colocam-se em pauta sentimentos, afetos, "modos de funcionamento", ou seja, estabelece-se uma relação intersubjetiva que é exatamente o campo em que emergem as relações transferenciais e contratransferenciais. Estudos na área já vêm há algum tempo apontando para o fato de que somente o conhecimento técnico e universal não são suficientes no trabalho clínico. Apesar da competência e do desenvolvimento cada vez maior desse conhecimento, há algo que persiste, insiste e levanta questões a essa clínica: a singularidade.

O conhecimento técnico/universal é importante e representa um saber do fonoaudiólogo. Ele se constitui um conjunto teórico do qual o profissional lança mão para clinicar. O que devemos impedir, porém, é o apagamento da singularidade em nome do universal. As manifestações que se apresentam e fogem do esperado, do descrito, são exatamente as que devem ser problematizadas, escutadas e apreendidas, pois são marcas da singularidade. O inédito, o singular, fazem-se presentes na relação e precisam ser tomados como fundamentais na clínica, pois são eles que, além de nos "apresentarem" o sujeito (descolando-o da patologia), levantam questões ao universal, possibilitando a expansão do conhecimento.

É preciso que a clínica seja, então, o espaço de diálogo entre o universal e o singular. A dinâmica entre esses dois pólos deve ser uma preocupação fundamental do espaço clínico, visto que ambos são conhecimentos inegavelmente importantes para que se potencialize uma relação terapêutica.

Os fenômenos transferenciais e contratransferenciais são uma via de circulação da singularidade na medida em que põem em cena toda a problemática do paciente, seus desejos, suas fantasias inconscientes, sua existência, e esse conteúdo toca de alguma maneira os sentimentos inconscientes do terapeuta, provocando nele reações. O reconhecimento de tal fenômeno se torna, portanto, fator fundamental para a apreensão da singularidade de cada cliente, bem como da posição igualmente singular que o terapeuta ocupa a cada relação que estabelece.

Na relação terapêutica, a possibilidade de identificar os fenômenos transferenciais e contratransferenciais e compreender que os sentimentos e conteúdos (re)vividos por ambos não são da ordem do pessoal, que não se referem verdadeiramente ao terapeuta, mas sim às possibilidades de relação daquele sujeito e ao que tais possibilidades e conteúdos despertam no clínico, viabiliza uma conduta terapêutica mais eficaz. Isso significa dizer uma conduta terapêutica em que tais sentimentos e conteúdos não sejam simplesmente naturalizados e vividos no processo, porém sejam compreendidos em sua natureza e, dessa forma, se transformem em importantes instrumentos para uma melhor compreensão da dinâmica relacional vivida, bem como para a sinalização do percurso terapêutico.

Quando chegou a meu consultório, Pedro tinha dois anos e seis meses. Os pais vieram por encaminhamento escolar e diziam que o menino não falava quase nada. Na ocasião falava somente "igua" para água, "mais" para bolacha (uma vez que a mãe sempre lhe dava a primeira e depois dizia: quer mais?) e "do" para Doriana.

Além disso, Pedro apresentava um comportamento muito diferenciado, uma vez que não estabelecia vínculo com ninguém dentro da escola e chorava quase o período todo. Não estabelecia sequer contato de olho e, segundo os pais, não reconhecia as pessoas da família (ou não demonstrava esse reconhecimento), tampouco associava-as ao grau de parentesco: avó, tio, tia etc. Não se interessava por parques ou brinquedos (carrossel, carrinhos etc.). Segundo o relato dos pais, seu comportamento era muito ritualizado e metódico: não misturava peças de madeira com peças de plástico, não queria que ninguém tirasse os brinquedos de onde ele os havia colocado e manifestava isso pelo seu choro.

Nessa entrevista decidimos que num primeiro momento a mãe entraria com Pedro na sala de terapia até que ele já estivesse em condições de ficar somente comigo nesse espaço.

No primeiro contato pude perceber que Pedro era realmente muito alheio às coisas ao seu redor. Permanecia com a mesma expressão facial, não demonstrando alegria, tristeza... sentimento nenhum. Não se dirigia a ninguém, nem com palavras nem com o olhar, mantendo contato somente durante alguns momentos, os quais eram interpretados pela mãe como aqueles em que queria algum brinquedo do armário. Nessa situação ele pegava a mão de sua mãe e a utilizava para tocar o brinquedo desejado. A mãe retirava-o do armário e lhe entregava. A mão da mãe era usada como um prolongamento do corpo de Pedro.

A mãe, por sua vez, se ocupava em nomear os objetos para o filho, pedindo que ele repetisse ("Olha o carro Pedro. Fala: carro."). Todos os brinquedos que ele pegava simplesmente os manipulava, olhava e deixava de lado, não conseguindo de maneira nenhuma criar uma brincadeira. Na medida em que esses brinquedos eram apenas manipulados e abandonados, talvez possamos supor que os contatos que ele mantinha (de pegar a mãe pela mão) cumpriam um papel de assegurar-se do laço com a mãe.

Momento/movimento: terapeuta resgata o que Pedro põe de lado

Durante a primeira sessão, em determinado momento Pedro pegou o jogo de boliche e começou a deixá-lo de lado como fazia com todos os outros brinquedos. Dirigi-me ao brinquedo e comecei a brincar. Enquanto brincava, dirigia-me a ele convidando-o a me acompanhar na brincadeira. Ele me olhou rapidamente, mas continuou seu movimento de explorar o material e eu prossegui brincando com o boliche. Nessa situação eu estava na verdade resgatando um brinquedo que fora deixado de lado, que tinha ganho um estatuto de resto. Minha intenção naquele momento era, ao brincar com tal "resto", mostrar a Pedro outras possibilidades de relação com o brinquedo que não só a de exploração. Ao fazê-lo eu estaria atribuindo um sentido ao brinquedo, e não apenas tratando-o como um material.

Depois de algum tempo ele se aproximou de mim encostando seu corpo em meu braço, enquanto eu levantava os pinos. Esse foi o primeiro contato mais próximo que tivemos. Atribuí a esse gesto, a esse contato, um sentido. Tomei-o como significante, como portador de um sentido, um pedido de ajuda, uma demonstração de permissividade. Nesse momento percebi a possibilidade de efetivar um trabalho com Pedro. Não conseguia entender com clareza o que estava acontecendo, porém me senti fortemente envolvida pela situação e tida como alguém que de fato poderia participar de sua mudança.

Esse sentimento de minha parte já marcava um primeiro movimento contratransferencial, na medida em que eu estava "engatando" no sentimento que a família de modo geral trazia: o da possibilidade de que eu pudesse resolver a situação.

Aos poucos ele passou a utilizar a minha mão para alcançar os brinquedos no armário. Eu, assim como a mãe, já havia me tornado um prolongamento seu, ou já estava também me tornando alguém com quem ele procurava manter, por meio do toque, um vínculo.

A partir dessa possibilidade de ser também um prolongamento de Pedro, de ser alguém com quem de alguma forma ele mantinha um laço, parece-me que se estabeleceu um primeiro movimento transferencial, ou seja, essa criança já estava vivendo naquele espaço e comigo sentimentos (manifestados pela sua atitude já descrita) anteriormente vividos somente em sua relação primária com a mãe. Esse movimento causou um efeito em mim: eu o tomava como alguém marcado pela impossibilidade de ser no mundo, isto é, o lugar a ele atribuído era o da dependência, que não possibilitava sua diferenciação. Mesmo assim, nesse momento eu vivia a sugestão de que ele agia sobre mim e, dessa maneira, encontramos uma possibilidade de viabilizar nossa relação terapêutica.

Nessa ocasião o comportamento de Pedro parecia revelar uma indiferenciação. Era possível perceber que ele se encontrava emocionalmente numa fase muito primitiva de desenvolvimento, em que a questão da indiferenciação fazia-se presente. O que estava em foco na transferência era a função simbólica. Como terapeuta, cabia-me atribuir significados, construir sentidos, de modo a facilitar a circulação dessa criança no mundo simbólico.

Ao perceber o que estava posto na transferência, não cabia a mim outra intervenção senão a de cumprir nesse momento o papel que me foi atribuído. Começava a "circular um sentido" para o silêncio de Pedro. Nesse silêncio ele parecia se colocar uma dificuldade quanto a ser significado, ser tomado como alguém com quem se pode relacionar, criar um vínculo. Eu começava a perceber que as dificuldades vividas por Pedro na relação primária acabavam por provocar alguns bloqueios na emergência de uma diferenciação e, portanto, na constituição do EU.

Nessa medida, quanto à contratransferência, sentia-me impelida a brincar com Pedro durante as sessões. Brincar munida da espontaneidade com que se brinca com um bebê: explorando o seu corpo, cantando, conversando, brincando de bonecos, de casinha, de bola... criando sentidos para as coisas. Ficou clara nesse momento a necessidade de estabelecer com essa criança uma relação em que a possibilidade de interpretação/leitura de suas produções fosse possível. Em nossa relação deveria haver a possibilidade de troca, de especularidade... do *holding* que Pedro necessitava, e que num momento inicial, na relação primária, ficou faltando. Era preciso que daquele conjunto de negações (não fala, não brinca, não olha...) emergisse Pedro.

Acredito que a apreensão desse movimento transferencial foi uma das mais importantes no curso de meu trabalho com Pedro, pois a partir daí estabelecemos uma relação que propiciou um rápido processo de aquisição de linguagem e, evidentemente, de emergência de um Pedro diferente daquele que nesse primeiro momento eu havia conhecido. Essa relação estava assentada numa compreensão que lhe imprimia sentido peculiar.

Momento/movimento – Pedro revela uma oposição: por um lado defende-se da incidência do outro e por outro lado provoca tal incidência

Havia um traço que persistia em nossa relação: a instabilidade. Era como se existissem dois Pedros que se faziam presentes em nossos encontros. Em alguns momentos conseguíamos brincar juntos, mesmo que de uma maneira ainda primitiva (dando banho em uma boneca ele ameaçava colocar a esponja com água e sabão na boca e eu dizia sorrindo: "Credo, isso não!". Ele então gargalhava e fazia a mesma ação, às vezes repetindo também a minha emissão num movimento de especularidade). Ele de alguma maneira "provocava" essas situações, retomando-as em diferentes momentos. Em outros, ele nem sequer me dirigia o olhar enquanto eu falava algo, tampouco dava algum sinal de que estava me ouvindo. Era como se estivesse sozinho na sala.

A persistência repetitiva desse padrão de relação silencioso, marcado pelo "estar sozinho" na díade, também foi visto por mim como a revivescência de um sentimento, "produzido" num momento muito primitivo de sua relação com a mãe e que se apresentava persistentemente entre nós. Muitas vezes nós, embora juntos em sala de terapia, brincávamos sozinhos. E, nessas situações, eu procurava provocar uma interrupção nesse movimento que de alguma maneira o "protegia" do outro; seu comportamento barrava a incidência do outro sobre ele, então eu buscava o olhar, o toque, a troca. Quando isso se estabelecia, passávamos para o outro momento da nossa relação que estava fortemente marcada pela especularidade: sorria quando eu sorria, repetia minha fala.

Num momento a marca da relação e do próprio Pedro era dada pelo silêncio, era ele (o silêncio) que falava da possibilidade de ser no mundo, de ser com o outro. No momento seguinte a marca da relação passava a ser um movimento de troca, de construção de textos em que a linguagem circulava e o silêncio se descristalizava.

Outro fator marcante em seu comportamento no decorrer de longo período era seu caráter ritualizado e metódico. Todos os dias, ao entrar na sala, pedia que eu acendesse a luz e ligasse o ventilador (independentemente da necessidade), em seguida pedia o jogo a ser utilizado. Para cada jogo ou brinquedo ele criava um ritual a ser seguido e se, por algum motivo, isso não acontecesse, demonstrava insatisfação (gritava, chorava, "desligava-se").

Acho importante ressaltar que nessa ocasião Pedro já havia começado a falar. A linguagem ia emergindo rapidamente em nosso trabalho e, embora o seu comportamento sempre tivesse se caracterizado por certa ritualização, agora ela se tornava muito marcante.

Esse comportamento ritualizado parecia estar vinculado a uma tentativa de dar conta, de ter controle da relação, da situação, em vez de estar submetido a ela. Era como se houvesse a ilusão de que o previsível, o igual, e, de certa forma, o controle desse espaço, ou mesmo do laço com o outro que assim ficava sob seu domínio, assegurasse a possibilidade de viver a experiência de estar no mundo com o outro. Havia a necessidade de uma relação de domínio/submissão. Essa relação se fazia presente também, embora de outra maneira, na instabilidade de seu comportamento já mencionada.

O comportamento ritualizado de Pedro me remetia a informações que levantei nas diversas entrevistas realizadas com os pais até aquele momento. Numa delas eles me contaram que desde que Pedro nasceu, eles o filmavam semanalmente. O que me chamou a atenção é que se tratava de algo produzido de forma programada, ou seja, a filmagem era realizada todas as semanas, independentemente da situação ou da oportunidade. O que de fato era feito era um documentário da criança, narrado em terceira pessoa: eles falavam para Pedro, e não com Pedro. (Mãe: Olha o bercinho do Pedro, olha o Pedro brincando com as mãozinhas. Quando o Pedro crescer, vai ver como ele brincava dentro do bercinho...)

Outra informação importante obtida nas entrevistas era a de que a mãe, com o objetivo de estimular Pedro em casa, programava atividades com ele. Uma delas era a de desenhar num papel a estrutura de uma casa e depois recortar nos jornais os mais diversos objetos e eletrodomésticos que dela fazem parte, para serem colocados dentro desse desenho. Realizavam a atividade ao mesmo tempo em que nomeavam todos os objetos e eletrodomésticos com o objetivo explícito de que Pedro aprendesse a dar nomes a eles.

Essa atividade, assim como outras da mesma natureza, eram repetidas várias vezes.

Essa série de rituais aparecia no comportamento da mãe como uma marca de igualdade: era tudo sempre igual. Tais comportamentos pareciam potencializar a não-diferenciação, o estático; o não-movimento de Pedro na relação, na linguagem, no simbólico. Essa marca mantinha a não-diferenciação e não possibilitava que a criança constituísse sua própria estética, sua beleza, a imagem que definisse seu ser. O que se punha em pauta era a estética do igual pela via da identificação com o movimento materno.

Eu percebia que esse caráter de ritualização o protegia do novo, do inesperado. E na relação que mantinha comigo essa ritualização era revivida. Aparecia nesses comportamentos um caráter de ritualização como possibilidade de relação, uma vez que, como já mencionado, era muito difícil se estabelecer um contato espontâneo entre eles.

Não estava em jogo nessa situação transferencial algo da ordem do reviver sentimentos passados, pois isso remeteria a uma questão de tempo e espaço. Nesse momento essa situação transferencial marcava a ritualização como uma "sustentação da possibilidade de ser" vivida por Pedro. Assim como ele era "submetido" pela mãe a esse padrão relacional, na relação terapêutica ele me "submetia" e, dessa maneira, procurava manter o controle do laço.

Num primeiro momento vivi com ele esses rituais. A cada pedido de acender a luz, ligar o ventilador etc., eu cumpria, ou indicava para que ele mesmo o fizesse. Era como se estivesse aprisionada nesse movimento, vivia-o sem questioná-lo. Algum tempo depois passei a apontar para a necessidade real de cumprir ou não os pedidos ritualizados, procurando romper com o comportamento ritualizado e vivenciar junto com ele uma nova possibilidade de ser, em que houvesse espaço para o novo, para o imprevisível. O objetivo era desconstruir esses comportamentos ritualizados por meio da busca de sentidos e, com isso, "construir uma nova possibilidade de ser". Não se tratava de eliminar os rituais, porém destituí-los de seu caráter de necessidade em si, de mantenedor da não-diferenciação, na medida em que seus sentidos seriam reconstruídos na/pela linguagem, na relação terapêutica.

Muitas vezes eu atuava junto com ele, entretanto procurando nessa atuação outra possibilidade de resolução. A percepção do movimento transferencial propiciou um maior e melhor entendimento de Pedro e das relações que mantinha, as quais o marcavam como sujeito, bem como deflagrar meus próprios sentimentos e movimentos em nossa relação.

Em alguns momentos específicos durante as sessões, Pedro chamou-me de mãe. Essa fala exerceu um efeito sobre mim, colocando-me, por vezes, contratransferencialmente num "lugar materno diferenciado". Com Pedro vivi em alguns momentos esse sentimento que foi se estabelecendo a partir de uma série de ocorrências e percepções de minha parte: a dificuldade de entendê-lo e interpretá-lo que se fazia clara na fala inicial dos pais; o seu movimento de se relacionar comigo inicialmente da mesma maneira que o fazia com a sua mãe; as mudanças rápidas que nosso trabalho foi proporcionando na sua linguagem e no seu comportamento e, por fim, a marca de sua fala (mamãe) em alguns momentos específicos que pontuava para mim como essa identificação (mãe/terapeuta) se fazia presente para ele (na oposição, na negação, no estranhamento de sua fala/impossibilidade interpretativa dessa fala). Esse lugar que Pedro me atribuiu na transferência me permitiu intervir com ele no sentido de *re*-interpretá-lo, *re*-significá-lo, possibilitando alterar a forma de se relacionar com os outros, com as coisas e com a própria possibilidade de falar.

O caso de Pedro, visto nessa perspectiva, me remete a reflexões importantes acerca da clínica fonoaudiológica. Há de se pensar, num primeiro momento, em que na prática clínica é possível visualizarmos o fenômeno transferencial e tomarmos tal fenômeno como instrumento de trabalho, facilitador do processo terapêutico.

A clínica fonoaudiológica, aqui tomada na sua dimensão de clínica da linguagem, nasceu da busca da normatização, da padronização das manifestações de linguagem dos indivíduos considerados patológicos. Essa clínica, desde sua origem, vem trilhando um caminho fortemente marcado pelo caráter de generalização dos indivíduos a partir da possibilidade de encaixá-los em quadros patológicos já descritos. Há a ilusão de que feito o diagnóstico e avaliadas as possibilidades daquele paciente de acordo com o esperado para a categoria patológica da qual passou a fazer parte, o profissional assegura-se de um saber prévio sobre aquela pessoa, que passa a ser tida como mais um exemplo de determinado quadro patológico. Passa-se a uma busca desenfreada de universais e conhecimentos técnicos e específicos na tentativa de instrumentalização suficiente para se obter sucesso na intervenção clínica. Nessa perspectiva, parece-me que a relação primordial estabelecida pelo fonoaudiólogo em sua clínica não é a relação com o sujeito, mas sim com a patologia, sendo sua ação pautada na reeducação, na possibilidade de se ensinar o outro a falar.

Essa possibilidade de abordar a linguagem como integrante da ordem do ensino/aprendizagem traz implícita uma concepção de linguagem em que esta é tomada como instrumento, como meio de comunicação. Dessa maneira, se faz possível pensar na possibilidade de uma simples adequação desse instrumento que em determinado momento não está servindo de forma satisfatória à sua função.

Analisando mais profundamente esse caráter comunicativo, podemos dizer que, se tomarmos a linguagem dessa maneira, estaremos implicitamente adotando a postura em que sujeitos já constituídos se utilizam de um código comum com o objetivo de se comunicar. Isso nos leva a atribuir ao sujeito um poder de controle sobre suas intenções (aquelas que serão transmitidas), sobre a possibilidade de comunicação e a efetivação desta. Essa postura nos coloca perante um sujeito que, anteriormente constituído, apropria-se de um código que possibilita sua comunicação efetiva. Numa concepção como essa, a linguagem é tomada como transparente, ou seja, como um código que possibilita dizer sempre aquilo que se intenciona dizer.

Ao haver uma "busca de identidade entre emissor/receptor somente efetivada por meio da partilha de um código comum para a comunicação" (Cunha, 1997, p. 48) e ao se dar ênfase a procedimentos da ordem do normativo, do corretivo, a intersubjetividade da relação terapêutica (espaço por excelência do fenômeno transferencial) é descartada. Dessa maneira, não cabe nessa concepção clínica a apreensão do fenômeno transferencial.

Esse espaço da intersubjetividade, próprio da transferência/contratransferência, põe em cena uma concepção de sujeito diferente daquela adotada na clínica da linguagem dita tradicional. O sujeito que aqui se apresenta é aquele, explicitado pela psicanálise, constituído por instâncias psíquicas distintas que funcionam de forma dinâmica. Ele é submetido a desejos, pulsões, que, sendo da ordem do inconsciente, escapam-lhe ao controle. O que se contempla é um complexo funcionamento psíquico em que se coloca, por um lado, a busca constante de satisfação dos desejos, a realização das pulsões e, de outro, a possibilidade ou não de que isso aconteça.

No fenômeno transferencial o que se coloca é exatamente a força das representações inconscientes que, num movimento que foge do controle do sujeito, manifesta-se proporcionando que sentimentos sejam atuados e revividos sem a compreensão e até mesmo a percepção daquele que os revive.

A concepção de sujeito está em íntima relação com a linguagem, uma vez que esse sujeito é constituído a partir da linguagem do outro. Segundo Falsetti,

> a constituição do sujeito está posta pelas condições relacionais pelas quais é recebido, condições que se apresentam pela forma como suas necessidades são ouvidas e significadas pelo Outro; essa possibilidade de escuta do Outro, à qual o bebê está quase totalmente submetido, vai apontar-lhe o seu lugar de existência no mundo externo. A escuta do Outro está determinada pelo desejo, ou seja, a mãe pelo seu discurso sobre o bebê possibilita que o ser de necessidades ascenda a ser de desejo. O desejo do Outro é a condição para que o bebê, desejado e falado, torne-se desejante e falante. (1991: 64)

Dessa maneira, podemos dizer que o sujeito vai ser constituído na linguagem. Esta assume, então, um papel estruturante do sujeito, o que equivale a dizer que o organismo, para ser transformado em sujeito, tem de ser atravessado pela linguagem.

Essa possibilidade de que a linguagem "atravesse" o organismo se efetiva quando o bebê, a partir de seu nascimento, é falado e significado na fala do outro, ou seja, seu choro, seu movimento, suas caretas, seus balbucios ganham significado na fala da mãe, que, assim, atribui a tais manifestações o estatuto de linguagem. Essas manifestações são colocadas numa estrutura dialógica. Há a partir dessa atribuição de significado da mãe, dessa ação interpretativa, a possibilidade de que mãe e bebê "conversem". Evidentemente, essa possibilidade que se efetiva com o nascimento do bebê já está sendo "preparada" e vivenciada antes disso, inconscientemente, pela mãe. Conforme pondera Tassinari:

> A subjetividade da mãe, suas idiossincrasias expostas também na relação que estabelece com seu parceiro, o pai, vão preparar um lugar

> simbólico de existência para o bebê, segundo o desejo que pôde manter e nutrir em relação à função materna. É por esse desejo que vai representar seu filho e interpretar suas manifestações de vida. (1995: 31)

Nessa perspectiva a linguagem deixa de ser instrumento de comunicação para ser tomada como estruturante do sujeito. Ela tem um funcionamento que possibilita a circulação de sentidos, porém esses não são fixos.

Essas considerações apontam para as implicações entre linguagem e inconsciente e, nessa perspectiva, redimensionam a clínica, seus pressupostos, seus procedimentos. O lugar do terapeuta deixa de ser o de "modelo de fala" e passa a ser um lugar de "escuta". Escuta não apenas do que é dito, mas também e sobretudo daquele que diz e que se coloca na relação intersubjetiva: a escuta do não-dito e até mesmo do indizível. Uma escuta atenta ao subtexto, uma escuta em que, como diz Arantes, "o que é oferecido para ser ouvido por essa escuta é exatamente aquilo que o indivíduo que fala não diz" (1994: 33).

Esse novo lugar é também o lugar de muitas angústias, pois impossibilita um fazer predeterminado. A todo momento, o sentido, o saber e o fazer são reconstruídos em conjunto com o paciente. Segundo Tassinari:

> A escuta na clínica fonoaudiológica não se remete à interpretação de material inconsciente, embora seja essencial considerar que as instâncias psíquicas (consciente e inconsciente) estejam funcionando dinamicamente na produção do sintoma.
>
> A condição essencial para estar neste lugar de escuta é que o terapeuta tenha suficiente confiança no seu "não saber" e possa suportar a angústia de ter que aguardar pacientemente (neste vazio aparente), que na relação terapêutica se desobstrua alguma via de significação para a circulação do sentido. (1995: 93-4)

Uma via fundamental de significação para a circulação de sentido é o fenômeno transferencial, uma vez que traz à tona conteúdos da ordem do indizível. No caso de Pedro, a apreensão do fenômeno transferencial apontou caminhos no processo terapêutico. O que eu objetivava na relação com ele era oferecer o *holding* de que ele necessitava: eu procurava interpretá-lo, significá-lo, traduzi-lo; possibilitar a formação de vínculos, o exercício da criatividade, a possibilidade de "ser com o outro", de falar. O processo terapêutico há de ser um processo que crie possibilidades, que potencialize mudanças na linguagem e evidentemente no sujeito em questão.

O terapeuta de linguagem é aquele que, apesar de submetido a funcionamentos assim como o paciente, assume na relação uma função de outro estruturante da linguagem do sujeito. Outro diferenciado na medida em que tem uma formação que permite compreender manifestações de linguagem, deflagrar sentimentos, reencadear produções, manter uma escuta atenta ao subtexto vislumbrando em sua ação terapêutica a complexidade do sujeito.

Referências bibliográficas

ARANTES, L. M. G. "O fonoaudiólogo, este aprendiz de feiticeiro". In: LIER-DE VITTO, M. F. *Fonoaudiologia: no sentido da linguagem*. São Paulo: Cortez, 1994.

BAREMBLITT, G. *Cinco lições sobre a transferência*. São Paulo: Hucitec, 1992.

CUNHA, M. C. *Fonoaudiologia e psicanálise: a fronteira como território*. São Paulo: Plexus, 1997.

DAVIS, M. & WALLBRIDGE, D. *Limite e espaço: uma introdução à obra de D. W. Winnicott*. Rio de Janeiro: Imago, 1982.

ETCHEGOYEN, R. H. *Fundamentos da técnica psicanalítica*. Porto Alegre: Artes Médicas, 1989.

FALSETTI, L. A .V. "A criança, sua doença e a mãe". Tese de doutorado – USP, 1991.

FIGUEIREDO NETO, L. E. *O início da prática fonoaudiológica na cidade de São Paulo – Seus determinantes históricos e sociais*. Dissertação de mestrado – PUC/SP, 1988.

FREUD, Sigmund. *Obras psicológicas completas*. 3ª ed. Edição standart brasileira. Rio de Janeiro: Imago, 1990.

________. *A dinâmica da transferência*. Vol. XII, idem.

________. *As perspectivas futuras da terapêutica psicanalítica*. Vol. XI, idem.

________. *Análise terminável e interminável*. Vol. XXIII, idem.

________. *Atos obsessivos e práticas religiosas*. Vol XI, idem.

________. *Esboço de psicanálise*. Vol. XXIII, idem.

________. *Fragmento da análise de um caso de histeria – Notas preliminares*. Vol. VII, idem.

________. *Observações sobre o amor transferencial*. Vol. XII, idem.

________. *Recordar, repetir e elaborar*. Vol. XII, idem.

FUZARO, Simone R. C. "Entre o olhar, o sentir e o escutar: Um estudo sobre o fenômeno transferencial na clínica da linguagem". Dissertação de Mestrado, PUC/SP, 1998

JERUSALINSKY, A. *Psicanálise e desenvolvimento infantil.* Porto Alegre: Artes Médicas, 1989.

LAPLANCHE, J. *Vocabulário da psicanálise.* São Paulo: Martins Fontes, 1986.

SAFRA, G. "O uso de material clínico na pesquisa psicanalítica". In: LINO DA SILVA, Maria Emília. *Investigação em psicanálise,* São Paulo, Campinas: Papirus, 1993.

________. *Momentos mutativos em psicanálise – Uma visão winnicottiana.* São Paulo: Casa do Psicólogo, 1995.

TASSINARI, M. I. *Relação terapêutica na clínica da linguagem: o país de Alice nas vizinhanças da teoria psicanalítica.* Dissertação de mestrado – PUC/SP, 1995.

WINNICOTT, C.; SHEPHERD, Ray; DAVIS, Madeleine (orgs.). *Explorações psicanalíticas – D. W. Winnicott.* Porto Alegre: Artes Médicas, 1994.

WINNICOTT, Donald Woods. *O brincar e a realidade.* Rio de Janeiro: Imago, 1975.

________. *Da pediatria à psicanálise* – Textos selecionados. Rio de Janeiro: Livraria Francisco Alves Editora, 1993b.

4

O pai na clínica fonoaudiológica: ausente ou excluído

ELISABETH CAVALCANTI COELHO
MARIA CONSUÊLO PASSOS

Contextualizando a questão

Este artigo é uma versão reduzida da dissertação de mestrado apresentada à Pontifícia Universidade Católica de São Paulo, e trata da participação da família, mais especificamente do pai, no processo terapêutico em fonoaudiologia.

O estudo surgiu a partir de questionamentos provenientes da minha prática clínica em fonoaudiologia, sobre os quais eu não encontrava referências na literatura da área. Esses questionamentos tomavam uma dimensão maior quando, ao observar o discurso e a própria prática do fonoaudiólogo, eu identificava que este mencionava constantemente a mãe como uma figura significativa no contexto da clínica fonoaudiológica e nem sequer fazia referência ao pai, ou quando o fazia mantinha-o num lugar de menor destaque, secundário. Dessa angústia relatada foi sendo constituída a seguinte questão: por que esse lugar estava assim constituído?

Na clínica fonoaudiológica contemporânea ainda se observa que é com a mãe que se estabelece o vínculo maior no processo terapêutico, o que será discutido oportunamente. Porém esta não parece ser uma questão apenas da fonoaudiologia. A psicanalista Parseval revela que, em boa parte dos estudos sobre as relações pais–filhos, a ênfase é dada ao papel e à importância da mãe, em detrimento do papel do pai, negligenciado ou reduzido a outro plano. Penso que a referência da autora à ênfase dada à mãe aplica-se muito bem à clínica fonoaudiológica, já que parece haver uma negligência e/ou redução em relação à função do pai nesse contexto. Conseqüentemente, pouco se fala sobre ele e, diante disso, é possível inferir que ele pouco fala. Mas será que realmente ele pouco fala ou o problema radica no fato de que não lhe é oferecida uma escuta?

Na prática de supervisão de estágios na clínica-escola do Curso de Fonoaudiologia da Universidade Católica de Pernambuco experienciei diversas situações instigantes que me levaram a refletir sobre a postura do fonoaudiólogo – aqui no caso, do estagiário em fonoaudiologia – diante da família no contexto clínico, especificamente do pai. Por exemplo, certa ocasião, tive a oportunidade de presenciar uma situação que me permitiu refletir mais profundamente sobre o tema em tela.

Encontrava-me na secretaria da referida clínica quando uma aluna conversava com um senhor, que depois entendi tratar-se do pai de uma criança chamada para ocupar uma vaga. Ela estava tentando explicar-lhe que havia um engano de data: a entrevista estava marcada para o dia seguinte. Diante do fato, o pai mostrou compreensão, propondo-se a retornar na data acertada.

Nesse momento, demonstrando certa estranheza com o interesse apresentado pelo pai, a aluna enfatizou que seria fundamental a presença da mãe, acrescentando que ele não saberia fornecer as informações necessárias sobre a criança. Imediatamente o pai questionou a informação recebida e, relutante, mas humilde, perguntou se, apesar disso, poderia comparecer. O consentimento da aluna deu-me a impressão de que estava permitindo a presença paterna, menos por acreditar que ele e o seu dizer sobre o filho fossem importantes, e mais por gentileza.

Além disso, com freqüência observava estagiários apreensivos diante do comparecimento inesperado de um pai que, por acaso, precisou acompanhar a criança, devido a algum imprevisto ocorrido com a mãe ou a pessoa responsável. Ao questionar esses estagiários acerca dessa apreensão, obtinha como justificativas: a) insegurança pelo fato de o pai estar mais afastado do processo e poder, naquele momento, questionar sobre a proposta fonoaudiológica; b) inquietação por estarem diante de uma figura de maior autoridade.

Ao refletir sobre isso, remeti-me, inevitavelmente, ao percurso vivido pela fonoaudiologia e, embora não seja minha intenção, aqui, discutir esse aspecto já amplamente abordado por Cunha, é inegável que um novo paradigma acarretou conseqüências na prática clínica fonoaudiológica. Nesse sentido, há de se relevar que a fonoaudiologia inicialmente teve a sua prática fortemente influenciada pela clínica médica enfatizando o vínculo com a doença. Para tal, a família precisava estar presente para falar sobre questões referentes ao quadro sintomático de forma objetiva. Atualmente, porém, observa-se que a transformação significativa no paradigma que a sustenta a distancia do modelo médico. Nessa perspectiva, a família passa a apresentar outro sentido na clínica fonoaudiológica.

Revendo rapidamente a minha vivência profissional, percebo que fui sendo exposta às histórias da vida cotidiana, mas também das relações familiares do sujeito que me procurava para o atendimento fonoaudiológico. Então, fui me dando conta de que mediante os relatos, reveladores do sujeito, poderia ter acesso a conteúdos implícitos à manifestação de determinado sintoma, sobretudo daquele que trazia relação com a linguagem. Apreender o sentido do sintoma, considerando o contexto familiar, parecia favorecer a condução do processo terapêutico, à medida que me colocava em contato com os limites e as possibilidades de transformação do quadro. Esse sujeito começava a aparecer de uma forma mais contextualizada, e suas histórias presentificavam a família. Assim, quando falo em sujeito contextualizado estou, de fato, apontando para a necessidade de apreender: a) o que o sintoma representa para ele e para os pais; b) o nível de expectativa dos pais em relação ao filho que apresenta o sintoma; c) o funcionamento do grupo familiar considerando o lugar ocupado por cada um dos seus integrantes, e a relação que se estabelece com o sintoma.

Comecei, então, a desenvolver um novo tipo de olhar na clínica, elegendo, da história do cliente, a questão da família como primordial e, nessa perspectiva, ela se tornava mais participativa, evidenciando um entrosamento maior, decorrente da minha escuta. Aqui, abro um parêntese objetivando chamar a atenção para o fato de a fonoaudiologia contemporânea vir utilizando conceitos provenientes da psicanálise, entre os quais destaco a questão da escuta. Embora eu não pretenda discutir as bases desse fenômeno, é importante salientar que, em psicanálise, a escuta vai depender da atenção flutuante do psicanalista, bem como das livres associações que vão ocorrer nesse contexto clínico. Em que medida, então, se dá a escuta em fonoaudiologia, se não há livre associação? Pressuponho que se o profissional, pela escuta que oferece ao seu cliente e família, sabe colher os componentes significativos que emergem da história do sujeito e reconhece-o como envolvido na trama relacional familiar, abre possibilidades para significar o sintoma fonoaudiológico. Assim, há escuta no sentido proposto por Barthes, que aponta para a interpretação daquilo que não se diz por meio da fala – o não-dito –, o que a mim se revela como pertinente com o processo terapêutico, sendo, portanto, diferente do ato fisiológico de ouvir.

Na seqüência, observo que, com isso, fui percebendo a emergência da singularidade do cliente e de sua família, e o sintoma como algo particularizado e próprio à trama da história particular do sujeito. Evidentemente, essa visão me levou a perceber o pai como um elemento significativo no contexto da clínica fonoaudiológica. Mas quem era o pai? No que ele poderia contribuir? Qual seria a sua função?

Para melhor compreendê-lo, considerando-o parte integrante da família, seria necessário apreender o sentido do grupo familiar e a sua função no desenvolvimento do sujeito. Apenas assim seria viável transpor esse conhecimento para a clínica fonoaudiológica.

Um breve levantamento do estado da arte nesse campo colocou-me em contato com a concepção adotada por Ackerman (1986: 29), que vê a família como "unidade básica de crescimento e experiência, desempenho ou falha [...] de doença e saúde". Além disso, o autor enfatiza que no núcleo familiar a autonomia do indivíduo é sempre relativa, e, assim sendo, as mudanças que ocorrem com algum de seus membros vão, conseqüentemente, desencadear mudanças nos demais integrantes. Então, com base nos estudos já realizados sobre a família, como é possível admitir um processo terapêutico sem que seja dada relevância a esses integrantes ou, de outra forma, sem que se considere a trama relacional que organiza o grupo familiar?

Nesse raciocínio, quando um sujeito traz um transtorno de linguagem, traz também uma família que terá todos os seus membros implicados na manifestação do sintoma. Um sintoma que tem um sentido cujo significado precisa ser desvendado pelo fonoaudiólogo. Nessa direção Dolto (In Mannoni, 1988: 14) aponta que:

> [...] desordens orgânicas da criança são a expressão dos conflitos psicoafetivos da mãe, ou neurose do pai, que perturba o equilíbrio emocional da criança pelas experiências emocionais sofridas pelo próprio pai e às quais ele submete diariamente sua mulher, mãe da criança.

Dessa forma, acredito ser necessário compreender quem são a mãe e o pai, e o que trazem em suas histórias que pode estar contribuindo para a produção do transtorno de linguagem, sua manutenção ou sua superação. Passos (1996: 61) aborda a questão da relação do sintoma de linguagem com conflitos de ordem conjugal afirmando que este "é muito eficiente no sentido em que, uma vez explicitado, as preocupações dos pais são para ele canalizadas, favorecendo um desvio da cena primordial geradora dos conflitos".

Então, se o sintoma de linguagem pode ter o papel de mascarar conflitos, é preciso pensar que em muitas situações haverá uma tendência a que ele seja mantido, já que, dessa forma, estará garantindo certo equilíbrio no núcleo familiar. Não será esta uma referência esclarecedora a ser considerada nos casos clínicos em que a atuação do fonoaudiólogo não se faz suficiente para promover as mudanças no quadro sintomático de seu cliente?

O objetivo de minha pesquisa, portanto, foi identificar o lugar oferecido ao pai pelo fonoaudiólogo, no processo terapêutico de crianças com transtornos que requeiram a intervenção desse profissional. Assim, num primeiro momento fiz uma breve revisão da literatura fonoaudiológica, resenhando alguns trabalhos que contemplavam, direta ou indiretamente, a família no contexto da clínica fonoaudiológica, com o intuito de identificar os ditos sobre o pai no processo terapêutico. Em seguida, realizei entrevistas semidirigidas com três fonoaudiólogos – Simone, Stella e Gustavo –, incluindo, assim, um profissional do sexo masculino, por considerar que a questão do gênero poderia interferir na relação com o pai no processo terapêutico. Vale salientar que os nomes utilizados são fictícios.

Das falas desses fonoaudiólogos, elaborei uma discussão teórica de temas que emergiram de seus discursos, abordando questões relacionadas à teoria de linguagem, à clínica, à família e, finalmente, à função paterna. A partir daí, tirei conclusões sobre a presença ou ausência do pai no processo terapêutico em fonoaudiologia.

A escuta do que se diz sobre o pai na literatura fonoaudiológica

Orlandi afirma que sempre se diz a partir do silêncio. Esse dizer, no entanto, não ocorre por meio das palavras, uma vez que por si só ele já significa, "no silêncio, o sentido é" (1993: 33).

Ao visitar a literatura fonoaudiológica deparo com a inexistência de trabalhos que contemplem o pai na clínica, daí, abordo-o na perspectiva do silêncio, lançando a pergunta: qual o sentido do silêncio sobre o pai nos textos fonoaudiológicos? O que ele quer dizer?

Para responder a esse questionamento, debruço-me sobre alguns autores que se dedicaram a temas relacionados à questão da família, em que ele está inserido, e, de certa forma, pode ser contemplado. Detenho-me, também, em outros trabalhos que circunscrevem a prática clínica fonoaudiológica, desencadeando reflexões que, inevitavelmente, revertem para um olhar mais contextualizado do sujeito e, conseqüentemente, envolvem a questão do núcleo familiar. Não tive a intenção de rastrear a totalidade das produções que na literatura abordam a prática clínica em fonoaudiologia, razão pela qual operei uma seleção de trabalhos que garantissem algumas problematizações acerca da participação da família, e particularmente do pai, nessa clínica.

Nessa direção, passo a apresentar algumas falas de especialistas que trataram do tema em foco, ainda que de forma, no mais das vezes, tangencial.

Franco, ao investigar a inserção da família no contexto da clínica fonoaudiológica, aborda a inclusão do pai no processo terapêutico, mantendo-o numa função de informante e, portanto, sem um destaque especial à sua presença. Observa-se no relato:

> É importante destituir a mãe de seu papel de única *informante* e responsável, devolvendo a cada integrante familiar o seu valor como informante e participante da vida da criança em processo terapêutico. Parece significativo não abstrair o conteúdo expresso pela mãe como representativo da dinâmica familiar, valorizando a presença do pai, dos irmãos e até mesmo dos outros integrantes desse sistema, quando necessário. (1992: 24-5, grifo meu)

Percebo que a autora sente a necessidade de incluir, no processo, outros membros do núcleo familiar, inclusive o pai. No entanto, não o pai como aquele que faz falta pela sua função, já que parece não haver uma função diferenciada para ele, mas como aquele visto como uma pessoa a mais que, conforme afirma, poderia ser um irmão. Isso porque deverá assumir o lugar daquele que informa. Nesse sentido, a autora não aborda aspectos que mostrem situá-lo como importante no desenvolvimento da criança e no equilíbrio da família, na constituição da saúde do núcleo familiar.

No ano seguinte, 1993, Millan desenvolve uma dissertação com base no seu exercício clínico com pacientes que apresentam fissuras labiopalatais, questionando suas próprias propostas. Buscava identificar como estava procedendo e qual o sentido do seu fazer. Suas reflexões culminam com uma denúncia acerca da falta de um lugar definido e de maior abrangência para a família na prática fonoaudiológica. Denuncia a ausência do pai já no momento da entrevista inicial, afirmando que se realizava "uma entrevista (quase sempre única) com a mãe e não com os pais ou a família" (p. 11).

Reforça essa sua percepção ao relatar que "nem sabia qual era a versão que *eles* tinham para aquela história, para a história de seu filho" (Millan, 1993: 21, grifo meu). Infiro, então, que a autora evidencia um movimento diferenciado em relação ao de Franco, para quem a presença do pai garantiria um informante a mais, enquanto para Millan o pai assumia um lugar para além das informações.

Gomes (1998: 15) diz "que a experiência clínica nos mostra como os casais muitas vezes se tornam infelizes, gerando dinâmicas familiares desestruturadas, que podem interferir negativamente no desenvolvimento das crianças". Nesse sentido, é necessário pensar que o sintoma pode, muitas vezes, não ser *da* criança, mas estar *na* criança, que passa a ser o bode expiatório dos conflitos dos pais, conforme apontam estudiosos psicanalistas que se preocupam com a família, tais como Ackerman, Faria e Mannoni.

Assim sendo, apesar de Gomes ter vislumbrado a necessidade de se ter, na clínica fonoaudiológica, um lugar para o pai, não explicita os motivos, bem como não delineia esse lugar e sua função.

Marchesan, por sua vez, ao atuar com sujeitos portadores de alterações miofuncionais, deixa claro que os pais deverão compreender consubstancialmente o objetivo do trabalho a ser realizado, bem como as dificuldades que poderão se apresentar durante o processo terapêutico. Afirma reconhecer que, em geral, eles podem trazer expectativas diferentes das do filho, daí a necessidade de identificar a existência de um ponto em comum entre a família e o paciente, o que cada parte espera do atendimento.

Para Marchesan, a conscientização do que será realizado e o porquê disso são fatores relevantes para o alcance dos objetivos. É nessa perspectiva que, ao sujeito em terapia, é atribuída uma função ativa no processo. Assim sendo, sua perspectiva de atuação é centrada no paciente e, dessa forma, para a autora, os pais são tomados como aqueles que, ao compreenderem a necessidade e as possibilidades existentes, "se colocam de nosso lado e participam de forma a facilitar o bom andamento da terapia" e, então, "não boicotam a terapia, mas fortalecem o trabalho" (1993: 67).

Utilizo, então, duas falas dessa autora para exemplificar o que, para mim, pode-se configurar como uma contradição. São elas: "A entrevista [...] representa a primeira tentativa de compreender ou tentar perceber como é a relação daqueles pais com seu filho" e "Não há intenção de minha parte em fazer análises sobre a personalidade dos pais ou da criança, muito menos das relações existentes entre eles" (Marchesan, 1993: 47-8).

Diante dessas referências, não fica explícita sua opinião. Entende ou não as relações entre a criança e os pais como uma instância que pode manter ou potencializar aspectos inerentes ao sintoma apresentado?

Na leitura que faço deste trabalho, compreendo que a ênfase é dada, conforme já foi mencionado, à conscientização do próprio paciente e, então, suponho que, devido à corporalidade das alterações encontradas nos quadros de motricidade oral, seu trabalho funda-se numa visão objetivista e, portanto, não há uma referência específica ao pai no contexto terapêutico.

Em sua dissertação de mestrado, Zanella aborda de forma bastante pertinente a questão da influência da dinâmica familiar na produção do sintoma de linguagem em uma criança. Seu estudo é significativo, pois mostra uma visão bastante diferenciada em relação à função dada à família, que na sua prática terapêutica se apresenta com uma função que vai além de acompanhar o processo, entender os objetivos, aplaudir os avanços. Em suas palavras, "trabalhar com Marcelo e esclarecer junto aos pais o meu trabalho e papel parecia não bastar" (1995: 65). Nesse sentido, propõe atendimentos sistemáticos com a presença de pai e mãe, abordando questões sobre o trabalho, sua função como fonoaudióloga e, principalmente, as expectativas do casal diante de Marcelo, sempre atenta para que não houvesse algum tipo de imposição que submetesse a família às suas idéias, e sim tentando fazê-la compreender o que, na dinâmica do casal, poderia estar interferindo no sintoma apresentado pela criança.

Em seu trabalho percebo haver uma atenção voltada para algo do caráter relacional dos pais e da família que poderia estar interferindo no sintoma da criança. Ora, se há esse tipo de reconhecimento e partindo do princípio de que quando se trata de família, uma manifestação sintomática traz implicações para todos os membros do grupo, indago: por que não há uma referência mais direta à implicação do pai na produção do sintoma de Marcelo?

Convidada a participar de uma mesa-redonda abordando insucessos terapêuticos, Gomes (1995) desenvolveu uma pesquisa por meio de questionários respondidos por fonoaudiólogos, com o objetivo de levantar os aspectos que contribuíam para o fato. A freqüência de questões envolvendo a família, observada nos resultados desse levantamento, bem como a emergência dessas mesmas questões na prática de supervisão a fonoaudiólogos com atividade clínica, levaram a autora a aprofundar sua discussão do tema, na tentativa de sensibilizar o profissional no desempenho da prática em fonoaudiologia. Esse trabalho aborda, em alguns momentos, a figura do pai.

A análise da autora aponta para o temor existente, no fonoaudiólogo, quando o pai entra no contexto, já na entrevista inicial, e por isso a mãe passa a ser a eleita por ser menos ameaçadora. Reconhece o quanto a falta de inclusão do pai dificulta a "compreensão do seu paciente e do funcionamento global do sistema terapêutico, composto pelo paciente, por sua família e pelo próprio terapeuta" (Gomes, 1995: 487). Relata que em dezesseis anos de supervisão clínica nunca teve a oportunidade de ouvir um fonoaudiólogo afirmar a preferência pelo pai no momento da entrevista inicial ou durante o andamento do processo, mesmo em se tratando dos raros profissionais do sexo masculino. O que isso pode estar sinalizando?

O trabalho de Burilli expõe um caso clínico cuja queixa da família volta-se para uma possível gagueira infantil, ressaltando a importância de atuar tanto com a criança quanto com a família, por acreditar ser esta relação integrada, fundamental para o desenvolvimento do processo terapêutico em fonoaudiologia.

Em seu relato percebe-se que o pai da criança – assim como a mãe – esteve presente nos encontros em que a família foi convocada. No entanto, a terapeuta percebeu o desinteresse manifestado pelo pai diante da forma como vinha conduzindo o processo, o que a levou a optar por abordar diretamente as questões que iam emergindo a partir de um maior conhecimento do contexto da criança e que, em minha opinião, eram questões circunscritas à dinâmica familiar. Dentre estas, destaca-se: a criança se excluir de situações familiares, demonstrar insegurança diante de atividades novas, utilizar padrão vocal infantilizado e hábito de mamadeira, entre outros.

Mediante o relato de Burilli, posso perceber que o pai parecia mostrar grande expectativa em relação à fala e ao comportamento do filho, como pode ser constatado nas palavras da própria autora, quando diz: "Gustavo emitia /tomanu/, /bebenu/ etc., para 'tomando', 'bebendo' etc., e isso não era aceito pelo pai."; bem como em: "[...] havia a preocupação do pai, por exemplo, em relação às fantasias de super-heróis que o filho tinha e o quanto gostava de brincar com esse tipo de bonecos" (1996: 614).

De acordo com o exposto, a forma como Burilli registra o caso em discussão aponta para aspectos bastante inerentes e específicos ao pai, e que estão em evidência, pois, como demonstrado nas duas citações apresentadas, os assuntos dirigem-se à sua pessoa. (Tal enfoque não impediu, no entanto, que no decorrer do texto as demais observações que envolviam a família fossem referidas sem nenhum destaque a algum dos elementos do casal parental.)

Quero chamar a atenção para o fato de que a autora parece perceber a implicação da família, e especificamente do pai, no sintoma da criança. Essa percepção pode ser confirmada pela proposta de aproximação do casal do contexto terapêutico, proporcionando reflexões e discussões de aspectos que, do ponto de vista da terapeuta, revelavam interferências no desenvolvimento do paciente. Essa atitude favorece o sucesso no processo, e a criança tem alta. Se a alta é alcançada e se parecia que o sintoma dessa criança mostrava-se imbricado na relação com os pais, suponho que aí houve uma transformação. E mais, se o que sobressaía como necessitando uma transformação inevitável, do meu ponto de vista, era decorrente da postura e expectativa do pai, procedo às seguintes indagações:

por que não abordar o assunto? Por que se calar e negar um dito que deveria surgir sobre o pai? Burilli mostrou seu silêncio sobre o pai.

Levy e Simonetti abordam a questão da anamnese, relacionando-o ao caso de uma criança com suspeita de deficiência auditiva. Indicam a importância do levantamento de aspectos relacionados com as emoções e informações contidas no discurso da família, uma vez que essa postura facilita a formulação de hipóteses diagnósticas. Além disso, referem que ao falar desses sentimentos, os pais têm a oportunidade de deixar aflorar os sentimentos que trazem sobre o sintoma do filho, sentindo-se mais motivados com o processo terapêutico da criança.

Para as autoras, é de grande relevância que se conheça a família e se escute o que ela tem a dizer, uma vez que ela faz parte da "equipe". Afastam a idéia de ela estar presente como fornecedora de informações, pensamento do qual não são adeptas.

No entanto, apesar de evidenciarem a tendência de olhar para aspectos mais subjetivos, e de contextualizarem o sintoma, não há em seus relatos pontos que destaquem a figura do pai no grupo familiar.

Madureira dirigiu seu estudo para a compreensão da produção do sintoma de linguagem a partir de um olhar que envolve o funcionamento familiar, considerando que em sua prática clínica com crianças nem sempre aquelas que mostravam sintomas mais simples conseguiam evolução satisfatória, enquanto outras, cujos sintomas envolviam aspectos de natureza orgânica, apresentavam melhor evolução. Essa inquietação levou Madureira a voltar sua atenção para as histórias de seus clientes e, ao fazê-lo, encontrou algo em comum que precisava ser mais bem contemplado e que dizia respeito à "forma como a família lidava com o sujeito que vinha para o atendimento" (1999: 11). Compreende, então, que alguns sintomas estão sendo alimentados pela dinâmica familiar em que a criança está inserida e, dessa forma, torna-se inviável uma proposta que não esteja aprofundando esse aspecto.

Seu estudo segue um percurso que inclui o papel da família na estruturação psíquica da criança, aprofundando a relação mãe–bebê, o desenvolvimento da linguagem, a compreensão de sintoma de linguagem e o vínculo com o contexto familiar. Nessa perspectiva, apesar de referir-se à família e à necessidade de compreender o sintoma de linguagem de forma contextualizada, inserido na dinâmica familiar, a autora dá ênfase à função materna, apresentando os fundamentos da relação primária estabelecida entre a mãe e a criança, implicando-a no desenvolvimento global do sujeito. Embora não questione a significação dessa primeira relação com a mãe, aponto para o fato de na maternagem o pai ter um papel relevante para que ela seja exercida, uma vez que fornece o apoio e a proteção de que a mãe necessita. No entanto, embora fique evidente o reconhecimento da importância da presença do pai no caso clínico que a autora expõe, não há um destaque para a sua função. Qual o sentido desse silêncio?

Como pôde ser constatado na literatura fonoaudiológica aqui apresentada, o pai está sendo pouco falado, e muitas vezes sua referência vem vinculada ao termo *pais*, embora perceba-se que é a mãe quem está tendo todo o destaque no trabalho. O que significa falar dos pais e contemplar exclusivamente a mãe?

Quando se fala dos pais, os trabalhos evidenciam que o pai deve estar presente, no entanto não se fala dele. Não se fala sobre a função paterna, na sua implicação nos sintomas apresentados pelos filhos. Citam-se conflitos parentais e sua influência na produção dos sintomas, mas não se fala na participação do pai. Fala-se da função materna na maternagem e no processo de individuação vivido na relação mãe–bebê, e não da função paterna. O que se quer dizer quando a função paterna está excluída?

Ao procurar na literatura os ditos sobre o pai, deparei com não-ditos, com silêncios que apontam para o pai como um membro familiar sem destaque no processo terapêutico em fonoaudiologia. Contudo, se na literatura o lugar do pai está assim configurado, o que dizem os fonoaudiólogos entrevistados nessa pesquisa?

A escuta do que dizem os fonoaudiólogos dessa pesquisa

Não sendo possível apresentar neste artigo toda a discussão desencadeada pelos discursos dos profissionais entrevistados, relato, sucintamente, o que foi relevante em suas falas.

A escuta de Simone

As referências feitas por Simone em relação ao pai no contexto de sua prática clínica apontam para um lugar vazio, considerando a argumentação que será apresentada posteriormente. A família parece ser chamada para ocupar um lugar de espectadora que precisa entender o que se passa com a criança e a que o processo terapêutico se propõe. Nessa perspectiva, a família tem a função participativa centrada no sentido de ajudar na cobrança das atividades propostas para casa.

A relevância, então, é dada à mãe, na medida em que ela será a pessoa chamada para observar a sessão, para tomar ciência dos avanços ocorridos, bem como da eventual estagnação do processo.

Ao pai não é oferecido um lugar diferente, e se ele comparece é mantido também no silêncio, uma vez que sua presença é aproveitada para que seja situado como ouvinte do que Simone tem a dizer. Esta parece não ter uma concepção sobre o envolvimento da família (e do pai) na produção e manutenção do sintoma do seu cliente, porque seu objetivo enfatiza o corpo, o orgânico, o que se encontra no plano da objetividade.

Assim, penso que o processo desenvolvido por Simone, e não apenas a anamnese, é um processo clínico marcado por uma forte tendência à objetividade e, nessa perspectiva, o pai é relevado no sentido de assumir uma posição de informante e participante no que diz respeito ao desempenho das atividades propostas para casa, por Simone.

A escuta de Stella

Refletindo sobre o discurso de Stella, observo que há um espaço para o pai desde o início de sua fala, quando trata da entrevista inicial.

Em seguida, há uma generalização quando utiliza o termo *pais*, mas, apesar de deixar implícita a sua inclusão, não faz referências à especificidade da sua participação. Por não esperar dele uma postura pedagógica, mas, fazer questão da sua presença, suponho que identifique a existência de uma função paterna no desenvolvimento da criança como sujeito, mas, por não explicitar isso em seu discurso, acredito que aja apoiada na "intuição" e no senso comum.

Deixa transparecer a idéia de que os contextos a que a criança está submetida trazem fortes implicações com o sintoma apresentado, precisando conhecê-los, o que ocorre com a escuta oferecida aos pais. No entanto, seu discurso evidencia uma argumentação bastante genérica sobre pais, família, participação e envolvimento no processo.

Constato que Stella encontra-se num momento em que experiencia um percurso que caminha para um novo sentido sobre a inclusão do pai em seus atendimentos clínicos.

A escuta de Gustavo

O desempenho profissional de Gustavo revela uma dimensão de sintoma que considera os fatores biológicos e orgânicos, todavia releva consubstancialmente as questões de ordem emocional envolvidas nos transtornos de linguagem, voltando-se para aspectos específicos que dizem respeito ao grupo familiar.

Assim sendo, evidencia uma prática voltada para o cliente, mas levando em consideração o ambiente em que ele vive, bem como as relações que lá se estabelecem. O seu objetivo, inicialmente, é compreender o surgimento do sintoma e os fatores que se encontram implícitos à sua produção e/ou manutenção.

Embora a sua intervenção não seja dirigida aos pais, a eles é oferecida uma escuta significativa por meio dos *atendimentos reflexivos* (assim chamados por Gustavo) e, nesse momento, já há a intenção de transformar, (re)significando conteúdos relativos à dinâmica familiar que mostrem imbricações com o sintoma da criança.

Apoiada no que diz Gustavo, identifico a prevalência de uma prática que privilegia questões subjetivas. Em relação ao pai, observo que, para esse fonoaudiólogo, ele é reconhecido como estruturante na constituição do sujeito. Estruturante no sentido em que é figura significativa no processo de ruptura da relação simbiótica com a mãe, oferecendo-se como modelo de identificação e introduzindo a criança na ordem do simbólico. Dessa forma, tem uma função a desempenhar, não bastando apenas a sua presença física ao lado do filho.

O mesmo se dá em relação à sua presença no contexto terapêutico de Gustavo: ele precisa participar, dando um outro sentido, quando necessário, à relação com o filho.

O lugar do pai na clínica fonoaudiológica: ...e a sua importância emerge

A teorização sobre o pai, neste estudo, eclode com uma naturalidade contextual a partir de questões desencadeadas pelos discursos dos fonoaudiólogos entrevistados. Questões relacionadas à teoria de linguagem, à configuração do ato clínico – ora com predominância de um olhar voltado para a objetividade, ora para a subjetividade –, à família e, enfim, à função paterna.

Da teoria à clínica

A fonoaudiologia tem como seu objeto a linguagem, especificamente a linguagem que apresenta desvios em seu funcionamento, e portanto, pede intervenção clínica. Para o entendimento da prática dessa clínica, parto do princípio de que a atuação do fonoaudiólogo estará sempre ancorada por uma teoria explicativa da aquisição da linguagem, dando-lhe a sustentação para o desenvolvimento do seu trabalho. Assim sendo, a teoria adotada trará especificidades no fazer clínico do fonoaudiólogo, pois como bem afirma Arantes:

> [...] o olhar do clínico resulta ser dirigido por uma concepção (implícita ou explícita) de linguagem, concepção esta que o coloca em um ponto de observação, o qual não só determina o seu entendimento do quadro, mas que, também e principalmente, configura o papel do terapeuta e do paciente. (1997: 24)

Por não ter a intenção de discutir as teorias de linguagem, mas reconhecendo esse aspecto como importante para situar o delineamento do ato clínico em fonoaudiologia, abordo a aquisição de linguagem na perspectiva interacionista proposta por De Lemos, por ser uma teoria que vem dando respaldo à clínica dos transtornos de linguagem nos últimos tempos. Nessa linha teórica a linguagem é fundante, tem-se a criança como ativa e o outro como intérprete. Isso significa dizer que a criança se constitui como sujeito a partir da entrada no simbólico. As situações relacionais que perpassam esses momentos trazem o outro como imprescindível nesse processo, sendo representado por qualquer adulto que mantenha vínculo com a criança. Seguindo esse raciocínio, o funcionamento lingüístico ocorrerá a partir da atividade interativa, em que o outro, ao interpretar o dito pela criança, atribui forma e sentido ao seu discurso, que aos poucos vai apresentando um funcionamento mais amadurecido e eficaz.

Essa questão ganha maior relevância quando De Lemos retoma a Curva-em-U utilizada na literatura psicológica, na qual "acertos precedem erros que desaparecem para dar lugar a uma fase final de acertos" (1999: 14), conseguindo visualizar o percurso realizado pela criança em direção ao uso de uma linguagem de acertos. Contrapondo, então, os processos metafóricos – significantes em substituição – e os processos metonímicos – significantes em combinação –, aponta para três diferentes posições ocupadas pelas crianças no processo de aquisição de linguagem.

Cabe aqui uma referência a essas posições, sendo importante, para este estudo, ressaltar a presença do outro, o adulto.

A primeira posição de falante ocupada pela criança é uma fase de acertos, e ela (a criança) encontra-se circunscrita à fala do outro. Essa fase "consiste de fragmentos da fala do adulto como depende do reconhecimento que a interpretação do adulto confere a esses fragmentos para continuar a se fazer presente no diálogo" (De Lemos, 1999: 5).

Na segunda posição constata-se a ocorrência de erros, sem que a criança esteja em condições de reconhecer, na fala do adulto, algo diferente de seu próprio enunciado. Segundo a autora, isso permite "considerar os processos metafóricos, metonímicos como circunscritos a um efeito de semelhança ou de espelhamento entre cadeias que, ainda que originárias do outro, ganhavam seu estatuto na língua, a saber fora da esfera do outro" (p. 15). Nesse sentido, quando a criança encontra-se na segunda posição de falante, pode-se afirmar que ela se encontra submetida ao movimento da língua.

A terceira posição de falante é caracterizada pelo desaparecimento dos erros, na medida em que a criança evidencia um deslocamento da sua fala em relação à fala do outro. Essa fase também remete aos processos metafóricos e metonímicos, sendo possível perceber a presença de pausas, reformulações e autocorreções, provocadas pelas reações dos interlocutores. Esse fato vai gerar um assemelhamento da fala da criança à fala do outro.

Isso posto, torna-se indiscutível a importância do outro no processo de aquisição de linguagem pela criança. Mas quem é o outro do sujeito que necessita de atendimento fonoaudiológico? Sem dúvida nenhuma esse outro se encontra, em princípio, na família, e, reconhecendo a dimensão interativa que deve ser mantida com ela, acho pertinente uma discussão acerca desse tema, porém não sem antes abordar a questão da clínica, uma vez que ela estará vinculada tanto com a linguagem quanto com a família.

Como foi exposto anteriormente, o objeto da fonoaudiologia centra-se na linguagem que requer acompanhamento clínico e, pela consistência das articulações teóricas da abordagem de De Lemos, bem como pela identificação que mantenho com essa abordagem, adoto-a como referência para minhas reflexões sobre a clínica fonoaudiológica, uma vez que a fonoaudiologia não conta com uma teoria de clínica que a sustente e respalde. Assim, é preciso compreender o funcionamento da linguagem para, então, articular com a ação clínica em fonoaudiologia.

Da clínica ao encontro com a família

Aqui, chamo a atenção para o fato de que não se trata de buscar a família como se ela estivesse fora da clínica, mas de refletir sobre a sua inserção no contexto da clínica fonoaudiológica.

Para compreender a clínica, busco, em primeiro lugar, apoio em Palladino, que parte do pressuposto de que há um saber que qualifica a especificidade do conhecimento e, quando se trata da área fonoaudiológica, há a particularização de um saber teórico e prático que definirá, total ou parcialmente, o papel do clínico. Isso pode ser constatado na fala dessa autora, quando afirma que "é do lugar que o fonoaudiólogo se coloca que atos clínicos serão delineados" (Palladino, 1990: 1). Apesar de existirem várias possibilidades de se abordar a cena clínica, a autora destaca duas: a clínica da verificação e a clínica da significação.

Na clínica da verificação, também chamada de clínica da objetividade, constata-se que o clínico volta-se para o enquadramento do sujeito dentro de um saber *prévio*, que é *estável*, *intocável* e pode ser compreendido a partir do trabalho de Figueredo Neto. Retomando os determinantes históricos e sociais da fonoaudiologia em São Paulo, a autora resgata o movimento nacionalista ocorrido no início do século XXI, considerado-o um marco que forneceria as bases para a institucionalização da profissão, na década de 1960. Esse movimento defendia a idéia de padronização da língua por acreditar que esta era a forma de unir e fortalecer a nação, necessidade vigente na época.

Para que houvesse uma língua-padrão, as variações de fala, os sotaques, os regionalismos precisavam ser higienizados, eliminados. Como não havia o profissional habilitado para a realização dessa tarefa, a medicina e a pedagogia foram acionadas para dar conta da proposta, estabelecendo-se, segundo Felice, o discurso médico-pedagógico, o que viria a instituir a fonoaudiologia.

A utilização de uma conduta pedagógica aliada a procedimentos e fundamentos da medicina estavam promovendo para a fonoaudiologia – nos seus primórdios – a instalação de bases conceituais provenientes do positivismo, e, portanto, da objetividade. Segundo Felice, "para que o saber disponível fosse preservado, os profissionais envolvidos foram amoldando dentro do paradigma da objetividade as questões relacionadas com a fala" (2000: 11). Embora não seja meu objetivo estudar a história da nossa profissão, acredito que isto ajuda a elucidar a instalação da prática fonoaudiológica, e, portanto, a compreender a clínica.

Dando continuidade ao que descreve Palladino, na clínica da verificação/objetividade os significados estão aprioristicamente determinados, e nesse sentido o sujeito sofre um apagamento, já que se constata uma desconsideração com o que é particular, o que é da ordem da singularidade. Essa desconsideração impede o aparecimento do imprevisto e, sobre isso, Felice comenta que quando o fonoaudiólogo encontra-se vinculado ao paradigma da objetividade já tem o conhecimento antecipado do que vai encontrar durante as etapas do processo com o paciente, por estar calcado na universalidade. Nesse sentido, com o foco localizado na fala, percebe-se uma dicotomia fala/falante, como deixa claro a autora quando afirma que "afinal, *a fala* – vista apenas como objetividade a ser alcançada – foi segmentada, reduzida e priorizada e *quem fala* – visto como subjetividade que não se submete ao universal – foi excluído" (Felice, 2000: 10, grifos da autora). Nesse caso, a alteridade não existe.

Acredito que essa abordagem deixa visível uma lacuna em se tratando da clínica fonoaudiológica, na medida em que, se a aquisição de linguagem ocorre no discursivo, não é viável trabalhar com algo que é previamente determinado. Pelo contrário, conhecer as condições a que o sujeito está exposto é, na minha opinião, fator primordial para um desempenho clínico satisfatório, pois não se trata de um sintoma que possa ser "removido" sem que os contextos e as singularidades sejam relevados.

Nessa perspectiva, observa-se o que vem a ser a outra dimensão apontada por Palladino, ou seja, a clínica da significação. Nesta, a autora refere-se à existência de um olhar dirigido ao inédito, ao particular, à singularidade, estabelecendo-se um cenário de confrontação entre o que se sabe e o novo. É a clínica da subjetividade. Nesta existem alguns princípios que lhe dão sustentação, e a mim interessa problematizá-los, pois, se há um olhar para a singularidade, a família está aí inserida, e nela a questão central deste estudo.

Considerando a clínica da significação, os sentidos são constituídos na alteridade. Visto por esse ângulo, o sujeito é uma figura inédita, a ser esboçada, conhecida, e o seu papel no processo terapêutico, assim como o do clínico, será definido na construção do ato clínico. Não existe uma verdade única, o saber é instável, relativo, e com isso há a abertura para os vários sentidos, e não para um sentido definido *a priori*. Do meu ponto de vista, esse tipo de enquadre clínico mostra-se pertinente com a teoria interacionista proposta por De Lemos, que entende o sujeito como constituído *na* e *pela* linguagem.

Um sujeito assim constituído e a abertura para os vários sentidos – referindo-me à clínica da subjetividade – são dois aspectos que trazem em comum a questão interativa, e, portanto, levam-me a apontar a escuta da família como um ato imprescindível no processo terapêutico em fonoaudiologia.

Para Sobrinho, a escuta está relacionada ao trabalho com as significações, em que o clínico mostra-se aberto para o dito do outro, desde a entrevista inicial, momento em que será levado em consideração tanto a forma como a criança vem sendo falada pelos pais quanto o modo como o sintoma vem sendo considerado por eles. E mais, como se dão as relações estabelecidas com a criança em seu ambiente familiar e qual o sentido dado à sua fala. Para que isso ocorra, faz-se necessária uma situação em que o clínico tenha um olhar determinante para esse fim. É necessário que a família seja ouvida.

Da família ao lugar do pai

Tendo situado o espaço da clínica fonoaudiológica, traço agora um perfil teórico da família, visualizando seu contexto e as interações aí existentes, para destacar a importância do pai no processo terapêutico em fonoaudiologia.

Para compreender a família utilizo como referência a teoria psicanalítica. Esta faz a leitura da dinâmica familiar considerando as manifestações fantasmáticas dos membros que a compõem, o que termina por consubstanciar um funcionamento que engloba o intrapsiquismo do grupo, gerando a qualidade das relações que aí se configuram. Assim, a dinâmica de funcionamento existente na família evidencia padrões de relacionamentos provenientes das vivências de infância e adolescência de cada um dos cônjuges nas suas famílias de origem, repetidos e mantidos em desenvolvimento durante toda a vida.

Nessa perspectiva, há de se pensar na família como o lugar no qual o bebê estrutura a sua vida psíquica, constituindo-se sujeito a partir da triangulação pai–mãe–bebê. Portanto, a função básica da família é assegurar a sobrevivência e promover a humanização do novo ser. Dessa forma, o bebê; ao desenvolver-se, vivencia fases que trazem significativa relação com a sua constituição como sujeito e, futuramente, vão espelhar sua atuação na vida familiar adulta. Freud explicitou isso ao descrever as fases oral, anal e fálica.

Sem pretender aprofundar exaustivamente tais questões, vejo como pertinente abordar que, na fase oral, pelo contato íntimo com o primeiro e mais importante relacionamento com o mundo exterior – a mãe –, o bebê satisfaz suas necessidades físicas e de calor humano.

Na fase anal, compreendida entre o primeiro e terceiro ano de vida, a criança já apresenta uma maior capacidade de separação em relação aos pais. É um período no qual se evidenciam crises de independência e controle de ambos os lados: os pais controlam a criança e esta fantasia controlar os pais. Ela deseja a imediata satisfação de seus impulsos, mas teme perder os objetos que ama e dos quais é dependente. Assim, essa fase caracteriza-se por sentimentos simultâneos de amor e ódio. Ao amar os pais, deseja satisfazer-lhes as necessidades, mas essa atitude pode ser um obstáculo à satisfação dos seus impulsos, e por isso os odeia.

A capacidade intelectual desenvolve-se consideravelmente dos três aos seis anos de vida. Nessa fase, observa-se na criança uma maior habilidade de envolvimento com o meio social e, portanto, com as pessoas ao seu redor. É na fase fálica que ela marcará a identificação das diferenças entre pai e mãe, bem como terá a percepção de relacionamento específico entre eles, o que gera sentimentos de rivalidade, ciúmes e exclusão. Os pais controlam as relações da criança, terminando por reprimir seus impulsos com o objetivo de não perder as figuras que a gratificam.

Com a resolução do Édipo, a criança passa a desinteressar-se pela vida íntima dos pais, envolvendo-se mais em suas ocupações pessoais, tais como a escola e as novas amizades.

A experiência com os pais, em seus papéis de homem e mulher, marido e esposa, vai mediar a entrada na adolescência e na vida adulta, desencadeando a assunção dos papéis que vai desempenhar. No entanto, compreender o sujeito constituído não é suficiente quando o que está em questão é a dinâmica familiar. Para compreender o grupo familiar é importante considerar dois aspectos: o Eu singular e o inconsciente grupal.

Eiguer aponta para o fato de que "a família é composta de membros que têm, em grupo, modalidades de funcionamento psíquico inconsciente diferentes de seu funcionamento individual" (1989: 25). Assim, a constituição do funcionamento familiar sofre influência do funcionamento inconsciente individual de seus membros. Embora outros autores, a partir da atuação em terapias com grupos familiares, abordem a idéia de organizador dos grupos, situando os investimentos recíprocos e particulares entre os membros da família, é Eiguer quem define o conceito de organizador do grupo familiar considerando-o em seu contexto natural, e não no terapêutico, como os anteriores.

Segundo ele, então, o organizador "é uma formação coletiva, para a qual contribuem os psiquismos pessoais, que concentra um jogo de representações psíquicas específicas do grupo familiar e um denominador comum de emoções freqüentemente exaltadoras" (Eiguer, 1989: 29). Assim, o organizador fará com que os membros do grupo tenham uma representação inconsciente do grupo a que pertencem, interiorizada em seus próprios aparelhos psíquicos. São três os organizadores da vida familiar inconsciente: a escolha do objeto, o Eu familiar e a interfantasmatização.

O Édipo, mediante o amor incestuoso e sua proibição, possibilita, na família, a preparação do sujeito para o investimento em um novo vínculo, originando outro grupo familiar. No entanto, a escolha do parceiro não é uma atitude simples, uma vez que estão em pauta os modelos internalizados a partir das experiências vividas na família de origem. A organização inconsciente do novo casal traz o entrecruzamento de objetos inconscientes de cada membro, sendo uma redescoberta do amor infantil.

O Eu familiar, o segundo organizador, pode ser compreendido como algo que dá unidade ao grupo. Por intermédio dele o sujeito se identifica como pertencente àquele grupo, e não aos demais, já que traz em si uma dimensão de enraizamento.

O terceiro organizador é a interfantasmatização. O autor considera a atividade interfantasmática da família como ponto de encontro dos fantasmas de cada membro. Assim, quando duas pessoas se unem, formam uma identidade conjugal sem perder suas identidades individuais.

A partir desses conceitos, a família não pode ser concebida como somatório, na medida em que o grupo vai funcionar levando-se em conta aspectos inconscientes individuais que, no entrecruzamento, vão trazer à tona um inconsciente grupal que regula a dinâmica de funcionamento familiar. Lacan explicita isto quando afirma que "a família transmite estruturas de comportamento e de representação cujo jogo ultrapassa os limites da consciência" (1990: 13).

Portanto, o comportamento do adulto refletirá os relacionamentos vividos com seus pais quando crianças, e mais, com todo o grupo familiar de origem, uma vez que em se tratando de família não há uma autonomia verdadeira, percebendo-se, no desempenho dos papéis, a influência contínua de cada membro em relação aos outros, bem como pelos padrões de transações que caracterizam a família como um todo. Assim sendo, para compreender as relações que se estabelecem no núcleo familiar, Ackerman afirma que é preciso relevá-las dentro "da estrutura das relações de mãe e pai em outros papéis além do parental e em outros níveis de partilha de experiência" (1986: 168), observando-se que falhas e conflitos, não resolvidos na infância e adolescência, diminuem as chances de relacionamentos satisfatórios na vida adulta e, portanto, na constituição de nova família.

Nessa perspectiva, as funções de pai e de mãe estarão sendo desempenhadas a partir de uma relação de interdependência, evidenciando os aspectos de harmonia ou de conflito de suas estruturas intrapsíquicas.

Como se configura a função paterna? Qual a sua importância na constituição do sujeito? As respostas a essas perguntas objetivam justificar a importância do pai na clínica fonoaudiológica, e para revelá-las utilizarei conceitos de Freud e Lacan, a partir das referências de Faria, Dor, Garcia-Roza e outros.

Como já foi visto, o estudo da família requer o reconhecimento de que as relações que ali se estabelecem não podem ser vistas de maneira autônoma, elas são interdependentes. Dessa forma, a função paterna não foge à regra. Ela não existe isoladamente, e sim dentro de um contexto relacional, em que a função materna encontra-se, então, fortemente implicada. Assim, pode-se perceber a interdependência de pai e mãe no desempenho das funções paterna e materna, respectivamente. Sobre os pais Faria afirma que "é como sujeitos desejantes, como 'assujeitados' a seu inconsciente numa ordem de desejo absolutamente particular, que eles poderão ocupar (ou não), para a criança, determinadas funções" (1998: 73).

A função paterna é fundamental na constituição do sujeito. No entanto, em momentos anteriores ao estabelecimento dessa função, já é possível identificar etapas que serão significativas para que a criança trilhe o caminho que a tornará suscetível a constituir-se como sujeito, destacando-se a construção perceptual do seu corpo próprio como uma unidade. Para Freud, a criança inicialmente encontra-se num estado em que as pulsões atuam de forma dispersa como um conjunto de reflexos, sendo por ele chamado de auto-erotismo. A passagem desse estado – que para Lacan se caracteriza como corpo despedaçado – para o princípio de unidade corporal emerge a partir da relação da criança com a mãe, ou com aquele que desempenha a função materna, e marca a entrada no narcisismo.

Segundo Lacan, esse período corresponde ao Estádio do Espelho que, explicitado em três tempos, vai delimitar o movimento da criança em relação ao reconhecimento da sua unidade corporal. Usando as palavras de Garcia-Roza, o Estádio do Espelho assinala "um tipo de relação da criança com seu semelhante através da qual ela constitui uma demarcação da totalidade do seu corpo" (1999: 212). O seu estado é de total dependência da mãe que, além de lhe dispensar os cuidados necessários para sua sobrevivência, a introduz no campo da linguagem ao atribuir significados ao seu choro, ao falar com ela. Assim, ao oferecer-se ao filho como espelho, ao oferecer-lhe essas significações, ela fornece elementos que permitem que a criança assuma uma imagem de si própria. Dessa forma, por meio dos tempos do Estádio do Espelho é possível haver o movimento de um estado inicial em que a criança vive uma confusão entre si e o outro para uma diferenciação entre o ser e a imagem, reconhecendo a própria imagem. Assim, começa a surgir uma individualidade que, como afirma Garcia-Roza, "é muito mais uma demarcação do próprio corpo do que uma individualidade em termos de sujeito" (1999: 215), já que essa fase ainda é dominada pelo imaginário.

Lacan, a partir da leitura que fez de Freud, refere-se a um quarto elemento na triangulação edipiana pai–mãe–filho, o falo, como o elemento central de gravidade da função paterna, que permite a um pai real assumir a sua função simbólica. A passagem do imaginário para o simbólico se dará a partir do momento do Édipo, que para Lacan é concebido em três tempos distintos.

O primeiro momento do Édipo ocorre quando ainda há uma relação dual criança–mãe, sendo, portanto, caracterizado pelo imaginário. A relação especular da criança em relação à mãe faz com que aquela se torne o desejo do desejo desta, ou seja, o falo, o que falta para completar a mãe.

A relação simbiótica mãe–bebê que emerge a partir dessa experiência proporciona o surgimento do narcisismo infantil. A criança vive uma relação fusional e, sendo ela o único objeto capaz de satisfazer o desejo da mãe, está identificada como o seu falo. O pai, como pai real, é um estranho, mantendo-se fora desse circuito relacional.

No segundo momento do Édipo, vai se evidenciar o acesso ao simbólico pela entrada do pai, duplamente privador, na medida em que priva a criança do objeto do seu desejo e priva a mãe do objeto fálico. Lacan se propõe a explicar como se inscreve a função paterna, como o Nome-do-Pai no aparelho psíquico e sua relação com o complexo de Édipo. Para ele, o Édipo pode se constituir mesmo na ausência do pai, o que chamou de metáfora paterna. Assim, o pai é tido como metáfora, ele não é um objeto real, é um significante, e como tal pode ser substituído por outro significante, interventor no complexo de Édipo. Dessa forma, a instância paterna como metáfora é de natureza exclusivamente simbólica.

A entrada do pai como o terceiro elemento vai romper a relação simbiótica mãe–bebê, momento em que, de "figura subsidiária", tal como se refere Ackerman, o pai passa a uma figura mais significativa. Nessa perspectiva, a criança que se identificava como o objeto do desejo da mãe passa a reconhecer que é o pai, e não ela, tal objeto de desejo. É importante salientar que esse terceiro elemento pode estar representado pelo pai real, mas também por algo externo, que pode ser um parceiro, um trabalho, enfim, algo para onde a mãe olha e que lhe é significativo. Tem-se, então, que a criança não se reconhece mais como o único objeto capaz de satisfazer o desejo da mãe, e o pai nesse momento é identificado como aquele que também tem direito à mãe.

Surge, então, o pai como privador no investimento psíquico da criança e que, na sua função de interditor, favorece a internalização da lei permitindo o processo de individuação que introduz a criança na ordem do simbólico. Ela agora vive o conflito de ser ou não o falo da mãe, já que nesse momento ainda não reconhece o pai como aquele que possui o falo.

Mediante a castração simbólica a criança já pode constituir-se como um Eu, o que marca o terceiro momento do Édipo, por se verificar a identificação com o pai e o declínio do Édipo. Este faz surgir o pai como aquele que tem o falo e não é o falo e, assim, "a função paterna como função interditória é, no que diz respeito à triangulação edípica, uma função mediadora entre a criança e a mãe" (Faria, 1998: 60). É, portanto, na relação triangular pai–mãe–bebê, vivida por ocasião do complexo de Édipo, que a função paterna ganha relevância como constitutiva do sujeito. Pode-se dizer que tendo o falo se deslocado para o lugar da instância paterna, a criança está introduzida na Lei do pai. Como efeito, teremos a expansão das relações com outros membros da família e, posteriormente, com o social mais amplo.

Como pôde ser observado, a noção do pai em psicanálise não remete necessariamente à existência de algum pai encarnado, mas sim a uma entidade essencialmente simbólica, universal, que ordena uma função. Então, o pai real não será, em princípio, aquele que fundará a função simbólica, uma vez que a lei da interdição vem de outro lugar, de um lugar que é simbólico, já que decorre do desejo materno. Assim, é possível inferir que o pai real poderá ser o vetor dessa simbolização, que se instaura a partir da existência do pai imaginário.

Então, a partir do exposto, fica evidente a importância da função paterna na constituição do sujeito e no seu psiquismo. Dessa forma, relações conflituosas na dinâmica familiar podem ser a ressonância de uma resolução não satisfatória do complexo de Édipo de algum dos pais. Os conflitos do grupo, sejam eles de natureza edípica ou não, por sua vez geram sintomas, inclusive sintomas que se manifestam na linguagem.

Gomes afirma que "o complexo de Édipo surge e interfere no tipo de relação que o casal vai estabelecer entre si e, conseqüentemente, com o próprio filho, influenciando o desenvolvimento e equilíbrio emocional do mesmo" (1998: 51).

Creio que a citação dessa autora enfoca de modo satisfatório o que foi aqui exposto, já que aponta para a inquestionável importância da função paterna na constituição do sujeito e na circunscrição do seu psiquismo.

Voltando à questão da clínica, por que em famílias em que, um pai, uma figura masculina, onde existe uma triangulação, ainda assim não se dá voz a esse terceiro componente? Comparando esse fenômeno a uma situação de assembléia, observo que há sujeitos que têm direito à voz, mas não têm direito a voto. No entanto, em se tratando da função paterna, o pai é alguém que tem voz e deve ter voto, uma vez que ele também decide, também está implicado. Mas como ter voto se, muitas vezes na clínica, parece nem ter voz?

Considerações finais: vivendo nosso sisifiano destino... de volta ao começo

A partir do aprofundamento teórico sobre paternidade, observei que a função paterna é constitutiva do sujeito na medida em que, ao promover o processo de individuação pela ruptura da relação simbiótica estabelecida entre o bebê e a mãe, apresenta-se como modelo de identificação, fundamental para o desenvolvimento da criança em direção a sua autonomia. Além disso, é pelo desempenho favorável da função paterna que a criança vai deixar de lado a idéia de que ela é o objeto do desejo da mãe, reconhecendo que esse objeto é o pai. Ao internalizar a lei de proibição do incesto, ela se insere no mundo do simbólico, abrindo-se espaço para a aquisição da linguagem.

Então, se a função paterna é oferecer um modelo de identificação, fazer internalizar a questão da lei e inserir a criança na ordem do simbólico, como a clínica fonoaudiológica pode negligenciar o pai, uma vez que a expressão da criança no mundo, incluindo o seu sintoma, está enredada numa perspectiva interacional triangular pai–mãe–filho?

Responder a essa questão me remeteu à estrutura familiar, considerando que as funções que ali se circunscrevem revelam o caráter de interdependência dos membros que a compõem, principalmente quando se trata do casal parental. Então, se hoje a fonoaudiologia mostra a importância de um olhar que enfatiza a singularidade, que destaca os contextos em que o sujeito em atendimento clínico está inserido, torna-se imprescindível aprofundar a leitura do pai. Penso, portanto, que o pai precisa ser contemplado, e isso pode ocorrer de duas formas diferentes.

Numa primeira versão, pela sua presença física. Tal presença oportuniza uma reflexão do pai no tocante à sua postura em relação ao filho, segundo seu próprio discurso. Assim, gradativamente, ele irá (re)significando os conteúdos que forem emergindo e fazem algum sentido na produção e/ou manutenção do sintoma da criança. Além disso, a escuta que lhe é oferecida pelo fonoaudiólogo favorece a compreensão da dinâmica familiar, facilitando a condução do processo terapêutico na medida em que se abrem perspectivas para atribuição de um sentido singular ao sintoma do sujeito em atendimento.

No entanto, há uma segunda versão. O sujeito pai ausente fisicamente pode se presentificar pela simbolização apreendida do discurso da própria criança – e de outros membros familiares. Assim, revela-se o sentido da relação estabelecida com a criança e com os demais integrantes do núcleo familiar, fazendo emergir dados sobre o funcionamento do grupo.

Então, do meu ponto de vista, a função do pai na clínica fonoaudiológica sugere um lugar de atribuição de sentidos, quer ele esteja representado física ou simbolicamente, mas permitindo ao fonoaudiólogo uma atuação que o saliente no contexto terapêutico. No entanto, embora eu opte pela presença física do pai no contexto clínico em fonoaudiologia, nos moldes já abordados, quero apontar para o fato de que, diante da inviabilidade dessa presença, o processo poderá ser frutífero se houver destaque para a sua função.

Para tanto, considero importante que essa relevância exista desde o momento inicial do processo terapêutico, quando: a) presente fisicamente, acompanhará os passos do referido processo, sendo participativo, agente ativo das transformações que vão ocorrer; b) presente simbolicamente, permitirá uma melhor compreensão do sujeito em processo, iluminando o fonoaudiólogo na determinação do seu percurso terapêutico.

Logo, há de se pensar que muitas dessas transformações decorrem do processo de (re)significação da sua relação com o filho, e das próprias relações do grupo familiar, sendo um facilitador do desenvolvimento da criança que, assim, estará mais propensa a se deslocar da posição que ocupa, ou seja, daquele que apresenta um sintoma.

É bastante comum a afirmativa de que a presença do pai é dificultada em razão de suas atividades de trabalho. Gomes (1998), ao realizar um estudo acerca da repercussão da dinâmica do casal no sintoma da criança, aponta para o momento atual como marcado pelo empobrecimento econômico, o que leva à necessidade de a mulher trabalhar com o objetivo de complementar a renda familiar. Além disso, é preciso considerar as transformações que vêm ocorrendo nas relações de gênero, o que tem acarretado novas modalidades de relações conjugais e familiares, repercutindo sensivelmente na maneira como pai e mãe se relacionam com seus filhos.

Nesse sentido, é possível afirmar que as tarefas familiares tendem a ser mais compartilhadas pelo casal, propiciando uma postura paterna mais participativa e, portanto, deslocando o pai do lugar definido como o de provedor apenas, para o de componente de uma nova sociedade conjugal, que poderia ser chamada de "comunidade conjugal".

Na fala dos fonoaudiólogos entrevistados no transcorrer da minha pesquisa, observa-se que nem sempre foi oferecido ao pai um lugar na clínica. Além disso, não se abordou a questão da apreensão do sentido do pai por meio da representação da criança. Simone, por exemplo, demonstra em seu discurso que precisa de alguém da família para reforçar o seu trabalho em casa, seja a mãe, seja o pai. Talvez, por atuar prevalentemente com o sistema miofuncional oral, tenha sua prática voltada para as questões de ordem objetiva, não sentindo a necessidade de considerar os aspectos da dinâmica familiar.

Ao atuar de maneira objetiva, parece que também espera objetividade do seu cliente. Um recorte do seu discurso pode evidenciar isso, inclusive demonstrando que a finalidade da intervenção deve ser alcançada rapidamente, não antes e nem depois, mas "no tempo". Ela diz:

> [...] eu chamei a mãe e fui bem clara: seu filho está assim, assim, com este comportamento [...] e depois teve uma hora que eu disse: olhe, não tenho interesse nenhum em que o paciente passe muito tempo comigo. Não é interesse para você porque vai estar gastando, e para mim também não é interessante não.

Assim, penso que Simone, atuando na objetividade, consegue obter os resultados esperados com a sua intervenção, no período esperado. Isso sugere que ela não precisa voltar-se para os aspectos que poderiam estar ocorrendo com a criança, levando-a a não colaborar com o tratamento, a não realizar os exercícios em casa. Pelo contrário, ela precisa de alguém que respalde o seu trabalho – e normalmente é a mãe quem o faz –, levando-a a prescindir da presença do pai. Quero dizer, no entanto, que esse alguém poderia até ser o pai, mas esvaziado de sua função tal qual abordada neste trabalho.

Com Stella e Gustavo identifico posturas que diferem da de Simone, na medida em que esses profissionais reservam para a família um lugar de maior destaque, até mesmo por levarem em consideração aspectos mais singulares dos sujeitos que atendem.

Entretanto, Stella parece agir mais intuitivamente ao reconhecer que a família tem uma importância significativa no processo terapêutico do seu cliente. Identifica o quanto a dinâmica familiar pode produzir ou fortalecer um sintoma de linguagem e, nesse sentido, a quer presente, inclusive o pai.

Voltar ao começo, ou seja, à questão da ausência ou exclusão do pai na clínica fonoaudiológica, no entanto, não parece ser algo tão simples e objetivo. Há, aí, várias implicações, uma vez que não se trata meramente de uma dicotomia. Nessa perspectiva, tanto na ausência quanto na exclusão, e até mesmo na inclusão, existem muitas contradições, e justamente por isso as práticas dos fonoaudiólogos entrevistados me revelaram posturas bastante diversificadas em alguns momentos.

Acredito que um pai presente apenas materialmente, acompanhando a criança à terapia, entendendo o processo e fornecendo as informações necessárias ao caso, não pode ser considerado um elemento ativo no processo. De meu ponto de vista, aqui há uma presença contraditória, que remete à exclusão. Isso porque se considero toda a argumentação, exposta neste estudo, sobre a importância da função paterna na constituição do sujeito e sua implicação no sintoma do filho, sua função no processo terapêutico transcende o de fornecedor de informações.

Embora eu não tenha tido a intenção de analisar o lugar do pai na clínica a partir de um viés que fizesse interface com o quadro sintomático do cliente, foi possível observar algumas particularidades referentes a essa questão. No caso dos dois profissionais que atuam significativamente com linguagem, há um olhar que privilegia a questão da família, e aí, então, há a inserção do pai, ainda que essa inserção mereça um maior aprofundamento no que diz respeito à constituição do sujeito filho. Isso pôde ser observado nos discursos de Stella e Gustavo. No entanto, quando o quadro sintomático envolve a motricidade oral, parece que o grupo familiar perde relevância, como no caso evidenciado por Simone.

Acredito que a reflexão apresentada neste trabalho venha a contribuir para a desmistificação do sujeito pai como uma figura ausente do processo terapêutico do filho, em fonoaudiologia. Na verdade, ausente parece ser aquele que, chamado a participar, não comparece. No entanto, este estudo revela que diante da oportunidade que lhe é oferecida pelo fonoaudiólogo, ele pode compreender que há um espaço a ser ocupado.

Em outras palavras, se, mediante encontros, ele consegue sentir-se envolvido no processo terapêutico, e sensibilizado para as implicações que geram o sintoma da criança, ele se faz presente.

Assim, neste trabalho ficou evidenciado que não se pode afirmar que, por natureza, o homem se omite de participar do trabalho realizado com seu filho. A partir das falas de muitos fonoaudiólogos que afirmam que "o pai não vem", "nem adianta chamá-lo", "ele trabalha", "ele é ausente", penso na possibilidade de essa ausência não ser proveniente de um desejo do próprio pai, e sim do fonoaudiólogo, talvez da mãe, ou até mesmo de um "pacto" não consciente entre o fonoaudiólogo e a mãe. Então, ele é ausente ou ausentado, excluído?

Penso ser possível afirmar que nessa queixa do profissional vem embutida uma postura de exclusão do pai. Exclusão que muitas vezes revela certo temor em se defrontar com ele, receio que parece assinalar uma insegurança no enfrentamento das questões e das posições oriundas do pai-provedor-autoridade "inconteste". Muitas dessas questões, no entanto, são implícitas ao imaginário feminino. E a fonoaudiologia, como se sabe, é uma profissão eminentemente feminina.

Finalmente, por intermédio desta pesquisa foi possível identificar dois ângulos diversos para atribuições do lugar do pai no contexto clínico da fonoaudiologia:

1. O pai tem a função de informante – aqui, ele mantém a criança em vigilância na realização das tarefas em casa e passa as informações para a terapeuta;
2. O pai tem a função de (re)significar questões que envolvem a sua relação com a criança, transformando aspectos que podem contribuir para a ocorrência do sintoma.

Obviamente, é na segunda modalidade de função que ele percebe a sua importância e termina por se envolver significativamente no processo terapêutico, uma vez que sua inclusão o torna participante e insubstituível. Nessa perspectiva, é fundamental que o fonoaudiólogo conceba a função paterna como relevante na prática clínica com crianças que apresentam transtornos que requeiram a sua intervenção.

Em minha concepção, é preciso dar relevo à apreensão simbólica do pai. Assim, se o fonoaudiólogo dimensiona simbolicamente o pai e sua repercussão no sintoma apresentado pela criança, ilumina o processo terapêutico a que se propõe, na presença ou na ausência física dele.

É sobre isso que o fonoaudiólogo precisa refletir.

Referências bibliográficas

ACKERMAN, N. W. *Diagnóstico e tratamento das relações familiares.* Porto Alegre: Artes Médicas, 1986.

ARANTES, L. "O fonoaudiólogo, este aprendiz de feiticeiro". In: *Fonoaudiologia: no sentido da linguagem.* São Paulo: Cortez, 1997.

BARTHES, R. *O óbvio e o obtuso.* São Paulo: Nova Fronteira, 1990.

BERENSTEIN, I. "O grupo familiar é um sistema com uma estrutura inconsciente". In: *Doença mental e família.* São Paulo: Escuta, 1988.

BURILLI, L. M. O. B. "Gagueira infantil: uma experiência terapêutica". In: *Tópicos em fonoaudiologia.* Vol. III. São Paulo: Lovise, 1996.

CALIL, V. *Terapia familiar e de casal.* São Paulo: Summus, 1987.

CORDEIRO, D. T. "Da inclusão dos pais no atendimento fonoaudiológico de crianças com sintomas de linguagem: o que diz a literatura". Dissertação de mestrado. Programa de Estudos Pós-Graduados em Fonoaudiologia. PUC/SP, 2000.

CUNHA, M. C. *Fonoaudiologia e psicanálise: a fronteira como território.* São Paulo: Plexus, 1997.

DE LEMOS, C. T. G. "Processos metafóricos e metonímicos: seu estatuto descritivo e explicativo na aquisição da língua materna". (digit). São Paulo, 1999.

DOLTO, F. "Prefácio". In: MANNONI, M. *A primeira entrevista em psicanálise.* 6ª ed. Rio de Janeiro: Campus, 1988.

DOR, J. *O pai e sua função em psicanálise.* Rio de Janeiro: Zahar, 1991.

EIGUER, A. "Nascimento e organização fantasmática da família". In: *Um divã para a família.* Porto Alegre: Artes Médicas, 1989.

FARIA, M. R. *Introdução à psicanálise de crianças: o lugar dos pais.* São Paulo: Hacker/Cespuc/Fapesp, 1998.

FELICE, A. "Através dos discursos: a constituição do saber na fonoaudiologia". Dissertação de mestrado. Programa de Estudos Pós-Graduados em Fonoaudiologia. PUC/SP, 2000.

FIGUEREDO NETO, L. E. "O início da prática da fonoaudiologia na cidade de São Paulo: seus determinantes históricos e sociais". Dissertação de mestrado. Programa de Pós-Graduação em Distúrbios da Comunicação. PUC/SP, 1988.

FRANCO, M. L. Z. "Família em fonoaudiologia". Dissertação de mestrado. Programa de Pós-Graduação em Distúrbios da Comunicação. PUC/SP, 1992.

GARCIA-ROZA, L. A. *Freud e o inconsciente.* 16ª ed. Rio de Janeiro: Zahar, 1999.

GOMES, I. C. D. "E quando a família vem ao caso?" In: *Tópicos em fonoaudiologia.* Vol. II. São Paulo: Lovise, 1995.

GOMES, I. C. *O sintoma da criança e a dinâmica do casal.* São Paulo: Escuta, 1998.

LACAN, J. *Os complexos familiares na formação do indivíduo.* 2ª ed. Rio de Janeiro: Zahar, 1990.

LEVY, C. C. A. C. e SIMONETTI, P. "Anamnese". In: *Tratado de fonoaudiologia.* São Paulo: Roca, 1997.

MADUREIRA, D. L. "Implicações da família nos transtornos de linguagem: um estudo de caso". Dissertação de mestrado. Programa de Pós-Graduação em Distúrbios da Comunicação. PUC/SP, 1999.

MILLAN, B. *A clínica fonoaudiológica. Análise de um universo clínico.* São Paulo: Educ, 1993.

MANNONI, M. *A primeira entrevista em psicanálise*. Rio de Janeiro: Campus, 1988.

MARCHESAN, I. Q. *Motricidade oral: visão clínica do trabalho fonoaudiológico integrado com outras especialidades*. São Paulo: Pancast, 1993.

ORLANDI, E. P. *As formas do silêncio*. Campinas: Editora Unicamp, 1993.

PALLADINO, R. R. "A cena clínica: leituras possíveis" (digit). São Paulo, 1990.

PARSEVAL, G. D. *A parte do pai*. Porto Alegre: L&PM, 1986.

PASSOS, M. C. "Família e clínica fonoaudiológica, em tese". In: *Fonoaudiologia: recriando seus sentidos*. Interfaces. São Paulo: Plexus, 1996.

PEREIRA, A. C. "Fonoaudiologia e história oral: uma narrativa sobre uma profissão construída por mulheres". Dissertação de mestrado. Programa de Pós-Graduação em Distúrbios da Comunicação. PUC/SP, 1999.

SOBRINHO, A. "Dizer o dito – a questão da interpretação na fonoaudiologia". Revista *Distúrbios da Comunicação*, v. 8, n. 1, São Paulo: Educ/PUC, 1996.

ZANELLA, M. L. G. C. "Escutando Marcelo: sobre a dinâmica da família na produção de um sintoma de linguagem". Dissertação de mestrado. Programa de Pós-Graduação em Distúrbios da Comunicação. PUC/SP, 1995.

5

Transformação e formação: o aluno-fonoaudiólogo

DANIELA D'ELBOUX MISRAHI
BEATRIZ CAIUBY NOVAES

Os recentes debates e pesquisas na área da clínica fonoaudiológica têm mostrado uma preocupação quanto ao estudo de sua natureza teórica e prática. Reconhecemos seu nascimento em uma clínica de empréstimos, em que áreas como a medicina, a lingüística, a educação e a psicologia serviram de base para sua constituição, e mais, reconhecemos que a falta de uma única teoria fonoaudiológica não significa uma indisciplina de nossa área, porém, que a nossa prática tem como eixo várias disciplinas que se intercruzam, ao mesmo tempo, criativamente.

É nesse processo de constituição da fonoaudiologia que percebemos a importância de não assumirmos um único compromisso com uma única teoria, uma vez que estamos falando de uma fonoaudiologia que considera a linguagem vinculada ao homem. A velha prática do empréstimo, que aplicava uma teoria à prática e dessa forma partia daquilo que estava de fora (a teoria) para elucidar questões que vinham de dentro da clínica (a prática), dá lugar a uma preocupação com a constituição do método clínico fonoaudiológico.

Assim, acredito que, para se pensar a clínica, é de extrema importância *também* se refletir sobre a formação do fonoaudiólogo, e para isso é indispensável pesquisar o processo da transformação de suas identidades durante um dos momentos mais importantes de sua formação acadêmica, quando este inicia a prática clínica.

Motivada pelas questões que as últimas pesquisas me despertavam, aliadas a questões pessoais que me acompanhavam desde a época de minha graduação, pergunto: como o aluno, durante seu processo na faculdade, articula o que aprendeu com o como ele faz? O que ele precisa para ser um terapeuta-fonoaudiólogo? Como articular tudo isto simultaneamente?

No presente capítulo, o foco manteve-se durante um ano na disciplina de Supervisão Clínica em Fonoaudiologia I e II, da PUC/SP, composta por alunos de terceiro ano dessa faculdade. É no terceiro ano que a estrutura curricular do curso de Fonoaudiologia proporciona ao seu aluno o contato com o paciente dentro da clínica-escola da PUC, a Derdic,[1] e foi durante esse ano que observei suas transformações, a fim de escutar o sujeito da transformação, buscando analisar e compreender o processo de transformação da identidade dos alunos-fonoaudiólogos.

Dessa forma, comprometida com o estudo do processo de transformação da identidade dos alunos do terceiro ano, considerei que sua formação está sustentada por três pilares: a articulação entre teoria e ação fonoaudiológica (a prática), o autoconhecimento do aluno-fonoaudiólogo e a supervisão. Minha hipótese é de que na disciplina de Supervisão Clínica em Fonoaudiologia I e II, esses movimentos ganham vida e tornam-se evidentes no discurso do aluno.

As teorias e sua relação com a ação fonoaudiológica

Em um primeiro momento, o aluno, ao ingressar na faculdade, conhecerá disciplinas teóricas que desenvolvem aspectos do conhecimento sobre o sujeito dito normal do ponto de vista orgânico, psíquico e da linguagem. Em um segundo instante, outras disciplinas desenvolverão conhecimentos sobre os aspectos patológicos dentro das mesmas facetas apontadas, e em um momento posterior, iniciará sua prática clínica tendo de articular tudo o que até então foi visto.

Retornando às questões elucidadas anteriormente, vale discutir: conhecidas as teorias, como o aluno as articula com a prática? O aluno que está enfrentando uma situação inédita, singular,

---

1. Derdic – Divisão de Ensino e Reabilitação dos Distúrbios da Comunicação – é a clínica-escola da PUC, que oferece condições para estágios e pesquisas aos alunos da graduação e da pós-graduação dessa instituição.

porá em prática o conhecimento adquirido por ele anteriormente, e o articulará com o processo terapêutico que ali se estabelece? Como será que se desencadeia o primeiro pilar na formação do aluno do terceiro ano?

Em dois anos de formação acadêmica, o aluno pode conhecer as teorias, mas isso não garante que ele venha a vinculá-las à sua atividade prática, já que hoje refuta-se uma clínica de aplicação.

> Certamente a teoria constitui uma das bases na atuação clínica, porém, a experiência mostra claramente ao supervisionando que o conhecimento teórico isolado [...] não é capaz de responder às suas indagações. (Cassavia, 1999: 96)

Em meio às atuais discussões, outra forma de pensar iluminou a nossa prática, o olhar de dentro da clínica para as teorias, em um movimento de vaivém constante, como ressalta Cunha ao apontar a importância de as construções teóricas se originarem de dentro da clínica, a partir de questões que surgem da relação com o outro, e a ela sempre retornar.

Dessa forma, a ação envolve método e técnica, não de uma perspectiva de aplicação, mas dentro de um ponto de vista teórico, em que teoria e prática estão sempre sendo articuladas. É nessa articulação constante que o método clínico se constitui, determinando o que Cunha denominou de forma de ação, ou seja, a relação entre as teorias e sua aplicação a um objeto.

Assim, o aluno que está diante de seu primeiro paciente (e que exige dele uma ação clínica) passará a ser agente de seu próprio conhecimento, reelaborando a relação teoria e prática. A faculdade lhe oferece como suporte a supervisão clínica, que articulará as questões da prática com as teorias conhecidas previamente, e juntamente com seu processo de construção do raciocínio clínico vai evidenciar ao aluno a necessidade de ele perceber o sujeito com quem se relaciona.

A supervisão dará ao aluno-fonoaudiólogo uma visão de cliente que ultrapassa uma teoria, porém permite desenvolver uma disponibilidade interna de conhecê-lo em suas diversas dimensões, a partir do referencial teórico, e com algo mais, ou seja, aquilo que passo a denominar de processo de autoconhecimento do aluno.

O processo de autoconhecimento

É no terceiro ano do curso que a ação clínica começa a movimentar-se, uma vez que os alunos estão entrando em contato com seus primeiros pacientes e atendimentos. É aí que o aluno deverá articular aspectos da prática com a teoria conhecida e aprendida, mas é apenas na prática que os conhecimentos aprendidos têm a possibilidade de emergir, sendo então incorporados. Esse movimento vivido pelo aluno é um dos pilares que contribuem para sua formação profissional, porém ele, sozinho, não a garante.

Esse momento inicial do aluno é por ele vivido, na maioria das vezes, de forma bastante intensa. Experimenta sentimentos de grande ansiedade e expectativa nos momentos que antecedem o encontro com o paciente.

A preocupação do aluno quanto a sua imagem perante o paciente e a sua família, perante o supervisor e os demais colegas do grupo de supervisão, ao desejar alcançar suas expectativas, realizar suas fantasias, muitas vezes compromete ainda mais esse momento inicial do atendimento.

Refletir sobre suas reações, sobre sentimentos desencadeados pelo paciente, desabafos acerca das frustrações relacionadas às expectativas e fantasias do primeiro atendimento são elementos importantes da constituição como profissional. Perceber a importância disso parece-me ser um fator indispensável para aproximar o aluno de um processo de autoconhecimento. A formação do personagem terapeuta demanda que o aluno aprimore sua própria percepção, pois ela é fundamental para uma atuação com os pacientes.

Crescer como terapeuta inclui o processo de autoconhecimento desenvolvido pelo aluno durante o curso e provavelmente ao longo de sua vida profissional e pessoal. A importância de o terapeuta conhecer seus valores e crenças é fundamental para a reflexão clínica. É necessário conhecer a si mesmo para poder analisar e falar sobre o outro. Millan, ao discorrer sobre o que é ser um bom clínico, descreve que essa é uma figura construída e, nesse sentido, singular.

Ao reconhecer a singularidade do sujeito à sua frente e, conseqüentemente, a sua própria, o aluno-fonoaudiólogo possibilita a abertura de espaço para as trocas interpessoais, permitindo, dessa forma, atingir um dos pontos básicos para o desenvolvimento de seu autoconhecimento.

> As relações humanas, sejam no processo terapêutico ou no processo de formação clínico-terapêutico que compõem a essência da atuação fonoaudiológica, não podem ser excluídas de qualquer tentativa de compreensão que façamos a seu favor. E é justamente esse ponto que traz à Fonoaudiologia uma singularidade em sua prática. (Cassavia, 1999: 28)

As relações aluno-fonoaudiólogo e paciente, supervisionando e supervisor, são complexas, relações humanas que despertam em cada uma das partes sentimentos incontroláveis. Cada um possui sua história de vida anterior que, no encontro com a outra parte constituinte da dupla (terapeuta–paciente e supervisionando–supervisor), certamente vai influenciar o caminhar desse encontro. O supervisor, sobretudo, deverá estar atento às relações entre os sujeitos, uma vez que as diferenças entre ambos é que vão potencializar os movimentos constantes da transformação.

Ao assumir dois personagens simultaneamente, o de aluno e o de profissional, o aluno vive o conflito da complexidade da dicotomia entre os dois personagens, entre o conhecido, o de aluno, e o idealizado, e até então desconhecido, o de fonoaudiólogo.

Vive o conflito da transformação, de mudar algo em sua identidade, de ampliá-la, de assumir um novo personagem. O aluno assume, em um mesmo lugar, ora o personagem-aluno, ante o supervisor, ora o personagem-profissional, ante o paciente e seus pais.

Inicialmente, essa interação gera uma série de conflitos e expectativas, principalmente diante da primeira entrevista, do primeiro encontro com o paciente, que devem ser resgatados, pois põem o aluno em contato com seus sentimentos e a conseqüente necessidade de enfrentá-los.

Ao perceber o paciente e sua família, compreender os sentimentos e expectativas que esses despertam em si, o aluno necessariamente passa a refletir sobre o conhecimento que tem de si mesmo. A maneira como cada aluno vai vivenciar esse momento é particular, e caberá ao supervisor auxiliá-lo durante esse processo da formação de sua identidade profissional.

A formação

Caracterizada como o terceiro pilar da formação do aluno, a supervisão é o espaço que possibilita ao aluno refletir sobre a articulação entre os aspectos anteriormente discutidos. É nesse momento que as questões da relação teoria e prática (conhecimento aprendido, conhecido incorporado e, até mesmo, desconhecido) interagem com as questões do autoconhecimento. O supervisor é aquele que acolhe e ajuda o aluno, que contém suas ansiedades, que compreende suas expectativas, respeita a singularidade de cada um, possibilita a reflexão necessária para o aperfeiçoamento profissional do aluno e contribui para seu autoconhecimento.

Macedo, ao discorrer sobre o papel da clínica-escola na formação do profissional, ressalta que é a ação vivenciada pelo aluno, discutida em seu grupo de supervisão, que deverá transformá-lo no profissional fonoaudiólogo clínico.

A dupla supervisionando–supervisor torna-se investigativa e criativa a partir do momento em que a relação terapêutica é trazida para a discussão na supervisão, o que possibilita a apreensão do fenômeno clínico que nela emerge.

Assim, entendo que a supervisão é um espaço potencialmente transformador, em que, à medida que os alunos se sentem confortáveis para expor suas ansiedades e angústias, há a troca de vivências, o que vem contribuir para suas formações e transformações na atuação terapêutica.

A questão da identidade e a transformação do aluno-fonoaudiólogo

Como se dá essa transformação? De que maneira o aluno transita de um personagem para o outro, ora como aluno, ora como profissional?

Buscando analisar e compreender o processo de transformação e formação dos alunos-fonoaudiólogos, encontro-me diante da questão da identidade, referencial teórico utilizado para a análise dos dados deste capítulo, a partir dos estudos de Ciampa, que me ofereceu um campo fértil para se compreender o movimento da transformação da subjetividade por meio da ação do fazer do indivíduo. Entendo identidade como um processo contínuo de produção de si mesmo, "[...] determinado pelas condições históricas, sociais, materiais dadas, aí incluídas condições do próprio indivíduo [...]" (Ciampa, 1987: 198), e, como acrescenta Friedman, é composta pela rede de relações estabelecidas entre o indivíduo e o mundo, e determinada pelo conteúdo que define tais relações.

Ao nascer, a criança é falada pelo outro, desde o nome próprio que recebe até a interpretação materna de seus gestos. Na infância está inscrita no processo de socialização primária (ou primeira socialização), por meio do qual irá se tornar um membro da sociedade. Nesse processo, por meio do vínculo biológico e afetivo com o outro que lhe é significativo, vai manter uma dependência com a concretude desse outro para sua estabilidade. Em um processo posterior, o de socialização secundária (ou segunda socialização), o indivíduo, já socializado, será introduzido em novos setores do mundo objetivo de sua sociedade, em que não mais se apresenta dependente do outro concreto, passando a viver com o outro generalizado.

À medida que esses processos vão acontecendo, o indivíduo vai criando imagens de si mesmo, que vão sendo legitimadas, inicialmente pelo outro significativo, e posteriormente pelo outro generalizado. Dessa forma, constrói-se a identidade por meio da atividade do indivíduo. Assim sendo, "identidade é movimento, é desenvolvimento do concreto. Identidade é metamorfose. É sermos o Um e um Outro, para que cheguemos a ser Um, numa infindável transformação" (Ciampa, 1984: 74).

É um processo dinâmico, que está em desenvolvimento constante, não sendo passível de ser imobilizado em uma única estrutura. A atividade do sujeito o põe em movimento constante e o define perante o mundo e os outros.

Em sua tese de doutorado, publicada em 1987, Ciampa utiliza o termo personagens para designar as múltiplas facetas da identidade de um mesmo sujeito. São personagens que expressam as diferentes facetas de um indivíduo a partir dos diferentes papéis que lhe foram socialmente atribuídos, sempre em relação com o outro, estando constantemente em metamorfose.

> São múltiplas personagens que ora se conservam, ora se sucedem; ora coexistem, ora se alternam. Essas diferentes maneiras de se estruturar as personagens indicam como que *modos de produção* da identidade [....] uma identidade nos aparece como articulação de várias personagens, articulação de igualdades e diferenças, constituindo, e constituída por, uma história pessoal. Identidade é história. (Ciampa, 1987: 156)

Portanto, entendendo a construção da identidade como movimento de múltiplos personagens, que convivem simultânea e alternadamente em si mesmo, concorda-se com Ciampa quando o autor afirma que o ser humano transforma-se, inevitavelmente. Evitar a transformação é impossível, podendo o indivíduo manter apenas a aparência de inalterabilidade, conservando aquilo que ele define como mesmice, a reposição da ação idêntica a si mesma, a imobilidade, a rigidez.

Assim, somos sempre representantes de nós mesmos, e não portadores de um único papel (o que nos tornaria seres humanos estáticos), nem tampouco nos apresentamos na totalidade. Apenas parte de mim age, outra parte é falada por mim, mas sempre *representando* a mim mesmo.

As atividades que se inserem na relação com o outro permitem que o sujeito recrie seus próprios princípios, sua concepção de vida, do mundo e do vir a ser. Dessa forma, a questão da identidade parece ser a via segundo a qual novos elementos indispensáveis à transformação do aluno do terceiro ano em profissional fonoaudiólogo vão sendo incorporados, pois em seu próprio conceito está embutida a idéia de transformação vivenciada por esses sujeitos.

A identidade profissional dos alunos vai sendo, pois, construída a partir das imagens idealizadas por eles desde o princípio, quando optaram pela fonoaudiologia como profissão, somadas àquelas imaginadas durante os dois primeiros anos do curso. Por meio da experiência da atividade profissional durante o terceiro ano, essas imagens são legitimadas e modificadas a cada nova situação vivida pelo aluno.

A vivência da transformação e a formação da identidade profissional

Primeiros momentos: antecipando as expectativas

O ponto de partida para esse estudo foi o primeiro encontro do grupo de alunos com a disciplina de Supervisão Clínica em Fonoaudiologia e a supervisora responsável. Nos relatos iniciais fica evidente o que para os alunos significa o espaço de supervisão: um espaço destinado à discussão dos casos.

Sabrina[2] – A discussão dos casos, dos pacientes que cada uma está atendendo.

Eduarda – Além de esclarecer as dúvidas, de trocar, não só com você, mas entre a gente também.

O personagem-aluno mantém sua preocupação com a teoria e a prática (o que fazer?), com as responsabilidades e preocupações condizentes com tal personagem. O supervisor, por sua vez, escuta as expectativas iniciais, mas também enfatiza e esclarece quais são os objetivos reais da disciplina, pautando a sua apresentação nos três pilares da formação do aluno-fonoaudiólogo: a articulação da teoria e a prática, o autoconhecimento, tudo isso em constante interação com a supervisão.

Cassavia vem reforçar o aspecto acima quando faz menção ao relacionamento e à articulação entre o acesso do fonoaudiólogo à teoria, à supervisão e a seu autoconhecimento.

> A formação acadêmica possibilita ao aluno o acesso ao saber, que em princípio parece ser suficiente para sua atuação. No entanto, quando os alunos encontram-se na clínica é que essas relações com o saber passam a ser dimensionadas de outra forma e podem, com o auxílio do supervisor, ganhar novos sentidos. Assim, as relações que se dão no processo terapêutico induzem o supervisionando à busca de sua compreensão [...]. (1999: 95)

No decorrer da discussão, Sabrina e Eduarda começam a perceber que aquele personagem que elas já conheciam, ou seja, ser aluno, passa a perder espaço ante um novo e desconhecido, o de fonoaudiólogo. O espaço da supervisão começa a pôr em movimento os três pilares da formação do aluno discutidos anteriormente, possibilitando não só as discussões dos casos, como até então os alunos imaginavam, mas também as discussões acerca das vivências de cada um, e nas quais eles estarão refletindo sobre a mudança de

2. Para a apresentação dos dados, utilizaram-se nomes fictícios para os participantes do grupo de supervisão. Vitória para a supervisora e Sabrina, Eduarda, Lúcia, Paola, Mariana e Pamela para as alunas.

personagem que estão vivendo. É nesse sentido que a supervisora atualiza as expectativas do novo grupo que a ela se apresenta.

Vivendo a transformação: os primeiros momentos

> **Eduarda** – Eu vim pensando o caminho todo, e daí, quando cheguei, me apresentei e no momento em que falei: "Prazer, eu sou a Eduarda", todo aquele nervoso já tinha acabado. Aí entrei na sala, começamos a conversar, expliquei as coisas da instituição, do pagamento, tudo, daí acabou. E a partir daí foi numa boa [...].

A cena da entrevista, bem como a do primeiro atendimento com o paciente, passa nesse momento do plano do idealizado para o plano do real. É na situação ao vivo que a construção de sua identidade de fonoaudiólogo se configura e, pela primeira vez, presentifica-se na relação com o paciente. As expectativas geradas pelo universo teórico, o desejo de colocá-lo em prática, associados à antecipação do que é esperado do fonoaudiólogo, definem como inédita a situação dos primeiros atendimentos.

O personagem-fonoaudiólogo encontra-se possivelmente em um dos momentos mais importantes de sua transformação. Inicia uma relação em que o outro lhe atribui a função de fonoaudiólogo, quer o aluno esteja pronto ou não para viver isso, já que essa é uma imposição da própria escolha profissional.

O novo terapeuta está armado de conhecimento teórico, tem em mente um filme com um roteiro bem dirigido de como ser bem-sucedido em um primeiro contato com a parte prática de sua profissão; está ciente de quais perguntas deverá fazer, imagina como deva agir. Porém os personagens desse filme não são conhecidos pelo ator-fonoaudiólogo, e a imprevisibilidade marcada pela figura do paciente é o que assusta o novo terapeuta. Por mais preparado que ele julgue estar, as ações do outro estão fora de seu controle. Dessa maneira, busca no discurso do outro algo que lhe é conhecido, para terem a sensação de que em algum lugar, em algum momento, são aqueles profissionais que o cliente espera que eles sejam.

Nessas primeiras situações, as expectativas, frustrações, medos, inseguranças estão presentes. Após a primeira entrevista, Mariana traz para a discussão em supervisão a frustração com seu primeiro contato com a mãe do paciente, porquanto a situação vivida não procedeu da maneira como havia imaginado.

Mariana – Foi como falei, fiquei chateada e daí parece que perdeu, que tudo tinha sumido, caiu, era tudo no ar, puf! Acabou! Eu não senti muita segurança nessa terapia porque ela falta demais, ela faltou essas duas quintas-feiras, eu senti que ela já veio com indireta, que com a outra ela avisava a menina que às vezes ela não queria vir, e aquele negócio de ficar comentando o quanto ela faltava antes, eu senti que ela vai faltar muito, foi a impressão que tive.

Neste relato, Mariana, ao expor o sentimento de frustração gerado após a realização de sua primeira entrevista, interpreta as falas da mãe como indiretas, quando, na verdade, ela parece simplesmente querer avisar à terapeuta sobre as possíveis faltas da criança. Ela depara, pois, com uma situação inesperada: a de um paciente que poderá vir a faltar, ao contrário do que havia imaginado, ou seja, de um paciente que estaria presente em todos os atendimentos, quase como um espectador para que a fonoaudióloga pudesse atuar e intervir sobre ele. O ideal parece ficar por conta da ilusão de que o indivíduo à sua frente apresenta apenas sua porção paciente, promovendo a atuação do personagem fonoaudiólogo quando este identifica no sujeito aquilo que ele sabe tratar.

Mariana – Eu anotei assim, que ela sabe, que ela compreende o que eu vou passar, que ela sabe que é um tratamento muito demorado, porque é muito difícil, porque ele fala enrolado. E achei ela muito desconfiada, que ela quase brigou comigo sobre esse negócio do telefone, de pedir o meu telefone. Eu tinha certeza de que isso ia acontecer comigo, "não porque a outra terapeuta me deu o telefone, porque se acontecer alguma coisa no sábado ou no domingo, que não puder te avisar na segunda-feira". Aí eu falei que ela podia ligar aqui, que fico aqui o tempo todo. "Mas e a noite?" Daí eu virei e disse: "Só que à noite eu não estou mais na faculdade, eu tenho a minha vida, eu chego, tomo banho, janto e saio com meu namorado". Falei a verdade, eu não ia mentir, é verdade não fico em casa.

Nesse confronto entre o real e o idealizado, Mariana acaba por oscilar entre os diversos personagens que constituem sua identidade. A partir daquilo que aprendeu na teoria, que sabe fazer parte da constituição do personagem fonoaudiólogo, mantém sua função acionando os componentes que o constituem, nesse caso, questões de privacidade que não deveriam ser compartilhadas com os pacientes. Porém, torna rígida sua postura, na tentativa de manter o personagem, ao mesmo tempo que declara fatos de sua vida pessoal.

Mariana, em nome de não se deixar sentir invadida pela mãe e manter o distanciamento necessário entre terapeuta e paciente, expõe o lado mais frágil do personagem ainda em construção, um personagem incipiente, que não pode perceber e acolher a ansiedade da mãe. Por que seria tão importante para essa mãe poder avisar sobre as possíveis faltas de seu filho no atendimento?

A maneira utilizada pelos alunos-fonoaudiólogos para procurar o embasamento teórico nesses primeiros contatos consiste fundamentalmente na busca do conhecimento acerca da patologia do paciente. Buscam no discurso do outro algo conhecido que possa configurar o lugar de fonoaudiólogo que o paciente lhe atribui. E, nesse caso, a patologia, o diagnóstico, é algo conhecido teoricamente diante do desconhecido representado pela pessoa do paciente.

> **Eduarda** – O que eu senti foi o seguinte: ela falou uma vez da síndrome de Down, ela estava falando, falando, daí falou da síndrome de Down, superbaixinho, e enfatizou muito que ele melhorou muito, que ele está bem melhor, da linguagem dele, que ele conversa muito, que ele não pára. Falou muito do comportamento da linguagem, mas só coisas boas.

Quando enfatiza em seu relato o estranhamento no que se refere às poucas vezes que a mãe fala sobre a síndrome de Down, Eduarda lida com uma versão única de seu cliente, a de ser portador de síndrome de Down. Em sua perspectiva, falar sobre a doença era fundamental, principalmente porque para ela a doença era o aspecto mais previsível e conhecido, porém, do ponto de vista da família, o vital era apresentar a criança à nova terapeuta que iria dar continuidade ao tratamento.

Para outra aluna, Paola, a entrevista foi muito marcante, pois a fez entrar em contato com sua própria história de vida. O despertar de sua história pessoal, a partir do conteúdo trazido pela mãe do paciente, deixa Paola com uma sensação de desconforto durante o resto da entrevista. A presença dos movimentos de transferência e contratransferência estão presentes em todas as relações interpessoais às quais os seres humanos se submetem e, assim sendo, estará presente nas situações clínicas em questão. Esses movimentos possibilitam a construção do autoconhecimento do terapeuta, desde que ele perceba sua importância e reflita sobre o que isso causou em seu atendimento e, conseqüentemente, tenha uma percepção mais acurada do caso que venha refletir em uma melhor atuação terapêutica.

> **Paola** – A hora que ela começou a falar o que que vai acontecer com meu filho, que futuro é esse?, dei uma distraída rápida e fui pensar em minha tia. Eu pensei na hora: "nossa ela tem 36 anos, que futuro esperar para ela?". A gente pensa sempre isso lá em casa, o que vai ser dela daqui alguns anos? E na hora entendi o que ela quis dizer, porque a aflição que ela tem eu também tenho.

As diferentes maneiras em que os personagens se estruturam indicam os modos de produção da identidade. O personagem-terapeuta vivido por Paola mantém articulação com o personagem-sobrinha e se modifica a partir dessa história. Provavelmente o inverso também ocorrerá, quando a experiência do personagem-terapeuta repercutir em seu personagem-sobrinha, promovendo alguma transformação.

Essa simultânea existência entre os personagens, em um primeiro momento, paralisou Paola e dificultou o decorrer da entrevista inicial, porém percebê-lo foi importante tanto para o desenvolvimento de seu autoconhecimento como também para poder compreender e atender melhor o outro à sua frente.

À medida que os alunos vivenciam a situação terapêutica, e os personagens paciente e terapeuta deixam de ser hipotéticos, a relação entre os sujeitos põe em movimento os novos personagens do aluno-fonoaudiólogo, e a transformação passa a se dar a partir das dificuldades e obstáculos que o paciente lhe propõe.

Paola – [...] como eu era? Como eu sou? É que a gente passa por uma mudança muito radical, assim, eu era uma aluna que ficava assistindo aula sentada em uma cadeira e agora sou uma terapeuta que tem que colocar em prática tudo aquilo que tive quando estava sentada. E é uma mudança assim meio... rápida.

Enquanto permanece *sentada*, parece que Paola não assume um compromisso com a situação que vai viver, a atuação clínica. Há uma diferença nítida entre as responsabilidades do personagem-aluno, que tem a sensação de permanecer passivo perante o conteúdo exposto e a situação clínica virtual, e o personagem-terapeuta, que acaba por forçar uma *mudança assim meio... rápida*, pois este traz em seu interior o conceito e a necessidade do agir.

Mas como agir, se aquele que se apresenta à sua frente é singular e, portanto, inédito, diferente daquele visto nos livros ou discutido em sala de aula? Saber articular o conteúdo teórico aprendido nas situações práticas que o paciente lhe impõe é um dos grandes desafios vividos pelos alunos nesse momento.

Vivendo a transformação: o autoconhecimento

Com as experiências vividas ao longo do primeiro semestre com o início da prática clínica, os alunos, agora mais confortáveis com a experiência de viver o personagem-fonoaudiólogo, já demonstram ser possível, em suas práticas, incorporar os aspectos teóricos ao exercício clínico.

No início do segundo semestre, uma vez que as questões relacionadas à teoria e à prática deixam de ser a preocupação principal, questões referentes ao segundo pilar da formação do fonoaudiólogo – o autoconhecimento – ficam mais evidentes.

Abre-se espaço para os questionamentos relacionados ao "quem" faz e "para quem", pondo em foco a relação terapêutica. Há, nesse momento, uma maior consciência da construção do ser terapeuta, despertada pela possibilidade de perceber, na e pela relação com o outro, a si mesmo.

Quando iniciam a prática clínica os alunos demonstram uma preocupação excessiva com o "o que fazer", evidenciando o primeiro pilar da formação do fonoaudiólogo, o eixo da relação entre teoria e prática. Essa preocupação, deixando de ocupar o lugar principal, possibilitará aos alunos voltarem seus olhares para a relação terapêutica que se estabelece com seu paciente.

À medida que a relação terapêutica se constitui, o aluno pode perceber o paciente com maior clareza, podendo, simultaneamente, perceber a si mesmo. A necessidade de o aluno se perceber é motivada pelo encontro intersubjetivo promovido pela relação, o que indica que o autoconhecimento, aqui caracterizado como o segundo pilar da formação do fonoaudiólogo, é o eixo da transformação do profissional. Conforme o aluno vai se descobrindo, ou não, no personagem-terapeuta, mais evidente se torna sua transformação.

> **Pamela** – Quando comecei em Fono Clínica, e comecei lá no hospital, é aqui em Fono Clínica que a gente vê mais como é que é, aqui que a gente forma, o ser terapeuta a gente aprende aqui, com as relações que tem, e foi aí que comecei a ver que não era uma coisa que me interessava, eu até entendo que tudo que a gente discute aqui, mesmo que seja pouquinho em qualquer área da fono, você pegar, pelo menos, pelo menos não, pega bastante o que a gente tem aqui, tudo que tem na fono está relacionado ao que a gente tem na Fono Clínica.

Sobre as transformações e a formação da identidade profissional

> **Eduarda** – [...] a pessoa fica naquela ansiedade, naquela expectativa e só vai passar quando vivenciar mesmo o processo, quando (puder) vir que não é aquele bicho-de-sete-cabeças, que dá para conciliar, dá para você conciliar o papel do aluno com o papel do profissional, e dá para você discernir esses dois, que eu acho que é importante, e também dá para você aprender. Porque acho que é um aprendizado mesmo, é um momento de um superaprendizado, não é um simples aprendizado [...] é um aprendizado seu, porque é você que muda, você que tem que saber o que vai fazer com o paciente naquela hora.

Desde o ingresso na faculdade, durante o primeiro e o segundo ano do curso, o aluno conhece teorias relacionadas ao desenvolvimento humano, do ponto de vista do orgânico, do aparelho psíquico e da linguagem, que fundamentam o pensar e o fazer fonoaudiológico. Além disso, ele observa algumas práticas e imagina seu vir a ser fonoaudiólogo.

O aluno passa, então, da posição de espectador a ator da cena clínica, assumindo o personagem-fonoaudiólogo conforme a vivência de suas experiências terapêuticas. Essa vivência proporciona o crescimento pessoal, indicando que a prática é um dos caminhos mais significativos na transformação do indivíduo em formação.

Com o início da prática clínica, os conhecimentos teóricos vão se incorporando ao fazer do aluno-terapeuta, dando a ele a possibilidade de adquirir uma visão clínica em que os referenciais teóricos articulam-se com a possibilidade interna de conhecer a si e ao outro, constituindo-se assim como terapeuta.

No modelo aqui adotado a transformação do vir a ser fonoaudiólogo estaria sustentada por três pilares – a articulação teoria e prática, o autoconhecimento e a supervisão clínica –, que proporcionam ao aluno um espaço potencializador de descobertas, em que o objetivo é seu amadurecimento profissional.

Assim, em um primeiro momento, o que se observou foram alunos preocupados com o que e como fazer diante das necessidades do paciente e de sua família. A necessidade de caracterizar o indivíduo dentro de um quadro patológico parecia vir na tentativa de suprir a sensação de medo presente durante os momentos iniciais de seus atendimentos.

A teoria apresentada aos alunos nos dois anos iniciais do curso constitui uma das bases de sua formação, porém é a articulação com a prática que possibilita o desenvolvimento do raciocínio clínico. Tal articulação proporciona ao aluno uma visão de paciente que começa a ultrapassar o sintoma manifesto.

Durante os primeiros momentos, os personagens-alunos permanecem ainda assustados diante das novas situações que se lhes apresentam. Com o vivido, o aluno passa a ser agente de seu próprio conhecimento. Nesse movimento, as preocupações com o que e como fazer deixam de ser a prioridade imediata, e o aluno começa a refletir sobre quem e para quem ele está atuando. É um momento em que há maior consciência da construção do ser terapeuta, pois ao voltar-se para a relação paciente–terapeuta o aluno volta-se para si mesmo.

O mecanismo de poder se perceber e perceber o que o outro suscita em si põe em funcionamento o segundo pilar de sua formação: o autoconhecimento. À medida que ocorre esse movimento, o personagem-fonoaudiólogo pode também perceber e entender o paciente com maior clareza.

A supervisão clínica – o terceiro pilar –, também constitutiva da transformação no modelo proposto, é entendida como um espaço privilegiado para o pensamento da clínica, em que as experiências vividas pelos alunos serão o agente de suas transformações. O supervisor é aquele que oferece suporte ao aluno para que ele viva e perceba suas dificuldades e/ou transformações.

Assim, promovida pela prática clínica, os alunos passaram pelo processo de metamorfose, processo esse inevitável, quer eles tenham consciência ou não de suas transformações.

Na medida em que a identidade pode ser compreendida como a articulação dos diversos personagens, constituindo, e sendo constituída, pela história pessoal, a perspectiva apresentada no decorrer deste estudo pode trazer contribuições valiosas para a compreensão do processo de formação do fonoaudiólogo, tanto para o aluno como para o supervisor.

A compreensão do movimento dos personagens ao longo da formação do fonoaudiólogo pode vir a facilitar esse processo, no sentido de evidenciar as dificuldades por que passam os alunos e/ou os movimentos a que estes estão sujeitos no desenrolar da construção de seu personagem-fonoaudiólogo.

Referências bibliográficas

ARANTES L. M. G. "O fonoaudiólogo, este aprendiz de feiticeiro". In: LIER-DE VITTO M. F. (org.). *Fonoaudiologia: no sentido da linguagem.* São Paulo: Cortez, 1997.

BERGER, P. L. e LUCKMANN, T. *A construção social da realidade.* Petrópolis: Vozes, 1973.

CASSAVIA, C. S. P. "Supervisão na clínica-escola de fonoaudiologia: um ensaio sobre seus sentidos e significados". Dissertação de mestrado – Faculdade de Fonoaudiologia da PUC/SP, 1999.

CIAMPA, A. C. *A estória do Severino e a história de Severina.* São Paulo: Brasiliense, 1987.

CIAMPA, A. C. "Identidade". In: LANE, S. T. M. e GODO, W. (orgs.). *Psicologia social, o homem em movimento.* São Paulo: Brasiliense, 1984.

CUNHA, M. C. *Fonoaudiologia e psicanálise: a fronteira como território.* São Paulo: Plexus, 1997.

FRIEDMAN, S. A. *A construção do personagem bom falante.* São Paulo: Summus, 1994.

MACEDO, H de O. "A clínica-escola de fonoaudiologia: um estudo preliminar". Dissertação de mestrado – Programa de Distúrbios da Comunicação da PUC/SP, 1994.

MILLAN, B. *A clínica fonoaudiológica: análise de um universo clínico.* São Paulo: Educ, 1993.

SEVERINO, A. J. "A fonoaudiologia como ciência: perspectivas epistemológicas". In: PASSOS, M. C. (org.). *Fonoaudiologia: recriando seus sentidos.* São Paulo: Plexus, 1996.

6

Supervisão na clínica de fonoaudiologia: um ensaio sobre seus sentidos

CLAUDIA SILVA PAGOTTO CASSAVIA
SUZANA MAGALHÃES MAIA

> Recentemente, em visita a uma exposição de artes, saí de uma sala em direção a outra. Nessa passagem havia um corredor onde estavam expostas cinco ou seis telas grandes. Eu, como estava interessada em chegar à outra sala, olhei meio com displicência para a primeira tela, que me pareceu toda branca. Naquele momento pensei que esse tipo de expressão não me dizia nada. De repente, passando diante da segunda tela, de um determinado ângulo percebi que na tela branca se vislumbravam ligeiros tons não tão brancos. Meu olhar se deteve intrigado, já não estava tão ansiosa por chegar na outra sala, mas estava curiosa para ver o que estava me atraindo ali. Senti-me maravilhada quando vislumbrei através do branco uma paisagem. Aos poucos fui podendo ver uma floresta e, mais adiante, a floresta ao amanhecer.
>
> (Castro & Reiss, 1998: 167)

O universo da clínica propicia uma série de investigações sobre a atuação do terapeuta, mostrando assim que o potencial de construção do saber da área se aloja na prática.

A atuação clínico-terapêutica produz novos sentidos à medida que pode ser partilhada e pensada com alguém. Quando encontramos espaço para que os sentidos possam ser compreendidos, abre-se a possibilidade de que esses retornem à teoria, produzindo assim conhecimento. Como sempre esse retorno não é possível à primeira vista, a função que o encontro entre a teoria e a prática têm na clínica é a de propiciar que seus participantes caminhem para direções diferentes na construção do saber.

A formação acadêmica possibilita ao aluno o acesso ao saber, que em princípio parece ser suficiente para sua atuação. No entanto, quando os alunos encontram-se na clínica é que essas relações com o saber passam a ser dimensionadas de outra forma e podem, com o auxílio da supervisão, ganhar novos sentidos. Assim, as relações que se dão no processo terapêutico induzem o supervisionando à busca de sua compreensão, sendo enfocadas sob outro prisma.

Essas necessidades passam então a ganhar novas cores, sobretudo se o processo de supervisão ultrapassa a dimensão teórica da atuação e propicia um espaço para que a técnica não exclua outros fenômenos que ocorrem na clínica.

Certamente a teoria constitui uma das bases na atuação clínica, porém a experiência mostra claramente ao aluno que o conhecimento teórico isolado não é capaz de responder às suas indagações. Por sua vez, tais indagações encontram-se em outra instância, que vai além do conhecimento teórico e pode ultrapassar as barreiras da formação clínica.

As relações humanas trazem para as reflexões do supervisionando a necessidade de se autoperceber no processo terapêutico, aproximando-o do desenvolvimento da percepção do sujeito e de si mesmo, por meio da relação terapêutica.

Na supervisão existe a possibilidade de que o lugar para o conhecimento teórico ganhe uma nova dimensão, oferecendo ao aluno um amadurecimento em sua busca. Isso proporciona a descoberta de que a ação e reflexão podem ocorrer ao mesmo tempo.

Neste capítulo aponto como as relações que se dão na supervisão e no processo terapêutico potencializam o processo de aprendizagem e amadurecimento profissional do supervisionando. Essas relações possibilitam novas construções e abrem caminho para que a técnica fonoaudiológica possa ser compreendida em sua singularidade, na relação com o sujeito.

Na formação acadêmica do fonoaudiólogo, a supervisão clínica é o espaço que auxilia o aluno nessa compreensão, sendo portanto vital nesse processo. A exploração das descobertas que o universo clínico propicia ao supervisionando traz a necessidade de que o supervisor esteja atento às demandas dos supervisionandos e possa explorar seu potencial no desenvolvimento da sua função terapêutica. Assim o papel do supervisor sai do foco de direcionamento do comportamento do aluno para poder ocupar um novo sentido, ao passo que o supervisionando começa a perceber que ele é o principal agente do processo de descoberta das suas funções como terapeuta.

O encontro da expectativa do supervisionando com a possibilidade de o supervisor propiciar que as percepções se dêem inauguram novas funções na supervisão, sendo que uma delas é evidenciar seu potencial em atribuir sentidos diversos para a função terapêutica do fonoaudiólogo. É a supervisão que possibilita o amadurecimento profissional e caminha no sentido de que nela se inicie esse processo.

As características da supervisão variam sempre. O conjunto de pessoas que a compõe imputa-lhe essa possibilidade. Cada grupo de supervisionandos, juntamente com o supervisor, forma um universo de sentidos que são construídos e partilhados durante o processo. A supervisão ocupa o cerne da formação clínico-terapêutica, propiciando relações e reflexões constantes no acesso ao saber, constituindo-se dessa forma num dos focos principais no aprimoramento da atuação.

Supervisionar: palavra mágica, que atribui certo mistério e poder àquele que exerce tal função, poder atribuído pelo saber. A palavra carrega, envolta em si mesma, um respeito ameaçador que recai na figura do supervisor, bem como a noção de *saber* (conhecimentos teóricos que embasam a prática fonoaudiológica) que lhe é conferida por aqueles que se submetem ao seu poder. Esse aspecto é atribuído ao supervisor, de forma inconsciente, pelos recém-transformados supervisionandos.

Em alguns casos, o supervisionando leva algum tempo para perceber que sua função, no contexto de aluno, vem se modificando e, portanto, seu espaço de vivências na universidade também se transforma. Esse processo é lento para alguns; para outros, muito angustiante; enfim, cada aluno o vive de um modo particular.

É essa gama de variações pessoais e de percepções do que vem a ser a supervisão que compõe seu espaço inicial na clínica-escola de fonoaudiologia. Esse espaço de construção de saberes e de conhecimento na e da clínica fonoaudiológica propicia o amadurecimento do supervisionando, visto que nele são discutidas questões pertinentes à ciência, às relações que se dão no processo terapêutico, bem como às reformulações e internalizações daquilo que faz parte do aprendizado teórico.

Com os supervisionandos é possível que novos sentidos para a supervisão e para a figura do supervisor sejam descobertos, já que até então a figura do supervisor estava revestida do mito que a cercava. Nesse sentido, pude pensar nas possibilidades vivenciadas e refletidas na supervisão, revelando-a como um espaço potencialmente transformador, construído a cada grupo de supervisionandos. Essa possibilidade trouxe-me um novo sentido para a supervisão na clínica-escola e permitiu que eu me pusesse, efetivamente, a pensá-la.

Perceber e valorizar o processo por que o supervisionando passa, da aparente dependência completa e quase fusão com o supervisor até a interdependência relativa que potencializa sua atuação como fonoaudiólogo são os objetivos inaugurais deste capítulo.

Inicialmente trago o que se tem pensado sobre esse assunto na literatura e conto a maneira como a supervisão pretende ser compreendida aqui. Posteriormente, ofereço ao leitor as características de minha atuação e a dinâmica da supervisão nessa situação específica, na clínica-escola do curso de Fonoaudiologia da Universidade de Mogi das Cruzes e, por fim, apresento as reflexões sobre ela.

Supervisão, uma grande tela

A supervisão que pretendo descrever diz respeito ao meio acadêmico, porém sabemos que esse termo é utilizado em muitas outras áreas do conhecimento humano, além da saúde, da educação e da formação clínico-terapêutica.

No senso comum, a supervisão é conhecida como a atividade que permite a alguém ser supervisionado (guiado, direcionado) por outro de maior experiência prático-teórica e conhecimento, ou ainda por alguém que tenha "espírito de liderança" e habilidade para organizar e comandar um grupo de pessoas na execução de determinada tarefa, no cumprimento de uma função ou meta.

Diante dessas considerações, o que podemos observar, seja no senso comum ou na ciência, é que existe uma expectativa do que vem a ser a figura do supervisor, suas funções e qualidades, bem como daquilo que podemos esperar de uma supervisão.

A expectativa de que o supervisor tem a capacidade de observar em "plano superior" as ações terapêuticas realizadas na clínica atribui-lhe uma "super-visão". Essa atribuição de poder traz em si uma expectativa equivocada, a qual, muitas vezes, remete ao desejo do supervisionando de encontrar alguém que possibilite sua realização. À medida que as expectativas dos supervisionandos passam a ser percebidas e compreendidas é que esse mito revestido de poder vai ganhando novos sentidos. Essa visão, que evidencia um desejo inconsciente, é o estopim para almejar um "super-visor", onipotente, onisciente, mágico, quase materno, suficiente para descobrir os desejos e necessidades dos supervisionandos.

A supervisão é considerada pela American Speech, Language and Hearing Association o processo de ensino relacionado com os aspectos de interação entre o clínico e o cliente, em que são lançadas pelo supervisor habilidades e tarefas, sendo definidas suas competências necessárias em 1984.

Tal processo está, por natureza, ligado à formação acadêmica do fonoaudiólogo, no qual o supervisor dirige a atuação clínica do supervisionando, abordando os aspectos teórico-práticos envolvidos na avaliação, no diagnóstico e no tratamento dos distúrbios da comunicação, bem como os aspectos referentes à interação terapeuta/paciente. A supervisão é constituída por três conceitos principais, que a definem: função, estrutura e processo.

O primeiro relaciona-se às tarefas do supervisor clínico e suas responsabilidades para com os supervisionandos. Por sua vez, a estrutura está relacionada à organização das atividades exercidas pelo supervisor. E, finalmente, o processo, que diz respeito à dinâmica entre os participantes, em que o supervisor é considerado "agente modificador", capaz de guiar o supervisionando no aprimoramento da análise das informações recebidas, desenvolvendo e mantendo "uma comunicação e um relacionamento adequados" com os pacientes.

A complexidade desse processo de formação acadêmica é reconhecida pela literatura, e nesse sentido podemos observar esforços para sua compreensão. Por sua vez, as características da supervisão pontuadas por Sassi et al. evidenciam uma vasta gama de acontecimentos implicados na atuação terapêutica e nos fenômenos que compõem a clínica, tais como o raciocínio clínico, as relações interpessoais, a aplicação de técnicas e a elaboração de planejamentos terapêuticos.

Nesse contexto e compreendendo a supervisão dessa forma, apresentam-se os principais componentes que atuam no processo de supervisão. Tais componentes dizem respeito à compreensão da dinâmica das relações humanas que promovem o crescimento do supervisionando como terapeuta. Além disso, o supervisor oferece auxílio no estabelecimento de objetivos concretos para o processo terapêutico, na observação e na análise do processo de aprendizagem que se dá nesse contexto, no *feedback* para que o aluno desenvolva sua autocrítica, na utilização de técnicas e métodos científicos na atuação, no tratamento que deve ser dado ao cliente de forma objetiva, na motivação ao supervisionando em sua independência e, por fim, no reconhecimento e na valorização das diferenças individuais dos supervisionandos, lançando mão de programas diferenciados, conforme as necessidades de cada um.

Percebemos que, por meio da definição do que vem a ser o processo de supervisão, as expectativas tornam-se mais claras, circundando toda a dinâmica. O que se evidencia nesse procedimento é a maneira como a supervisão, ao ser definida, deixa claro seu papel e sua função no processo de ensino–aprendizagem e na transformação que o aluno sofre durante sua busca de identidade profissional.

A impressão que temos é de que, quando tornamos tais aspectos da supervisão claros, as dúvidas que a circundam se esclarecem. No entanto, não é isso o que ocorre: definir o papel da supervisão, implicitamente concebido na mente de quem participa dela, não traz alento aos questionamentos, pois ainda assim o supervisor é visto como alguém com poderes sobrenaturais, voltados para o direcionamento do comportamento alheio.

Segundo esse modelo de supervisor, a onipotência projetada na sua figura parece tornar-se clara, bem como a expectativa de que o supervisionando possa ser *dirigido* em sua atuação, reafirmando o poder conferido ao supervisor, que irá conduzir os passos daqueles que supervisiona durante o processo terapêutico, bem como aponta para a possibilidade de o supervisor direcionar as relações que se estabelecem no processo terapêutico, do qual ele está à margem.

As relações entre terapeuta e paciente também são colocadas à margem do processo de supervisão, pois a sua função central é a autonomia profissional por meio do desenvolvimento do supervisionando quanto à auto-análise, avaliação e solução de problemas.

Em meio ao direcionamento oferecido pelo supervisor, como pode o supervisionando alcançar a autonomia, se ele é dirigido? O direcionamento é o caminho para a independência profissional? De que independência se trata? Torna-se imprescindível poder atribuir sentido ao referencial de relação humana que se estabelece para que o papel do supervisor nesse processo possa ser descrito. Reconhecer a singularidade do sujeito nas trocas interpessoais parece-nos o primeiro passo para que tais relações possam ser fecundas e propiciadoras de autoconhecimento.

Figura notória nesse assunto, dedicando sua genialidade à compreensão da natureza humana, Winnicott deixou-nos a possibilidade de sermos criativos a partir de seus estudos. Várias foram suas publicações, do mais alto grau de eficácia tanto para pais como para a ciência. Dos vários estudos feitos por Winnicott, alguns foram copilados em uma obra intitulada *Textos selecionados: da pediatria à psicanálise*. Trago à luz desse assunto o que especificamente fala do desenvolvimento humano e promove o início da compreensão das relações humanas.

A personalidade, em seu início, não é integrada. Tal integração começa logo no início da vida. Ser conhecido, singularmente, significa sentir-se integrado. Essa tarefa conta com o auxílio de outra pessoa, especificamente a mãe e todo seu cuidado, que trazem ao bebê gradualmente a experiência de se reconhecer no rosto materno. Um bebê não pode existir sozinho, psicológica ou fisicamente, necessitando de alguém que cuide dele no início de sua vida rumo à sua constituição como pessoa, como ser singular.

A auto-análise não é inata ao ser humano; ela é desenvolvida, aprimorada por meio das relações humanas, interpessoais que o sujeito realiza e por um outro, propiciador de seu desenvolvimento. É por meio do outro que nos reconhecemos como sujeitos. Compreender a dinâmica das relações humanas é um dos principais componentes do processo de supervisão. Aquilo que o funda, o inaugura, sustentando-o e viabilizando a aprendizagem, assim como outras produções culturais e artísticas do homem.

Nesse encontro entre aluno/supervisionando e professor/supervisor, cuja *finalidade é formar e informar sobre a atuação fonoaudiológica*, criam-se condições para a construção de novos sentidos e configurações para esses papéis, atravessados por diversos aspectos que fundamentam e sombreiam toda percepção que se dará nesse espaço. Não podemos pensar que tais aspectos não influenciam o processo de supervisão, porém eles estão envoltos em relações humanas complexas. A princípio serão deixados de lado para que possamos prosseguir na compreensão do que vem a ser esse espaço chamado de supervisão e que se configura como tal.

As expectativas que inauguram esse encontro fazem parte do percurso e podem ser percebidas e faladas à medida que o respeito e a confiança se desenvolvem entre os participantes do grupo.

A consistência que a mãe oferece ao bebê durante os primeiros cuidados dá-lhe a possibilidade de percebê-la como outra pessoa, externa ao bebê, e que portanto não é fruto de suas alucinações. Essa característica da função materna de manter a constância nos cuidados, mesmo silenciosamente, propicia ao bebê tornar-se separado dela e estar a caminho de seu desenvolvimento emocional, constituindo-se como um ser, único e singular.

Paralelamente, imaginamos que buscamos essa constância em nossas relações posteriores, e essa função inicial, centrada na mãe e em seus cuidados para com o bebê, é que nos iniciará no mundo das relações humanas e nos trará a possibilidade de confiança na constância que os outros poderão nos oferecer. Dessa forma, torna-se intimamente ligado à proposta deste capítulo poder pensar as relações que se dão no processo de supervisão como um espaço propiciador do desenvolvimento. Para isso, partimos do pressuposto de que, inicialmente, a dependência completa em relação ao supervisor pode ir se transformando em dependência relativa a caminho da independência, que por sua vez nunca é absoluta. Estamos sempre envoltos em relações com o ambiente e formamos uma unidade com ele.

O supervisionando só pode constituir-se como tal se estiver ligado aos cuidados e à atenção que recebe do supervisor. Este último, por sua vez, só pode exercer seu papel acompanhando a busca do supervisionando ou despertando-o para ela. Dessa forma, a relação implicada nessa situação possibilita que tais figuras possam existir e se desenvolvam para outras instâncias.

O palco de interesse, sobre o qual esses temas se desenvolvem, é a clínica fonoaudiológica, tema central e propiciador para toda e qualquer discussão que se dá nesse espaço. E, portanto, para a peculiaridade que define em primeira instância a relação entre supervisor e supervisionando, uma vez que a prática é o cenário dessa relação.

O ponto de vista do supervisionando e sua compreensão do que vem a ser a supervisão centram-se nas expectativas de que o supervisor possa oferecer-lhe acolhimento de suas dúvidas, angústias e inquietudes. A presença e a capacidade de pensar a clínica, aliadas à experiência teórico-clínica mais amadurecida do supervisor, podem propiciar-lhe o que anseia.

Supervisor e supervisionando estão intimamente ligados e fundam um espaço, portanto ele não existe sem essa relação, não se pode falar em supervisão sem caracterizar seus participantes. Se essa relação não ocorre, o processo de supervisão fica comprometido e talvez o que ocorra seja mesmo um direcionamento de condutas, e não um caminho para o desenvolvimento e interdependência.

O supervisor, ao acolher o que é trazido pelo supervisionando, possibilita reflexões sobre as relações que se dão no contexto terapêutico e no da supervisão. O foco está centrado no que é trazido pelo supervisionando, a partir do qual se buscam novos sentidos para o que ainda não pôde ser percebido.

As expectativas e anseios por parte do supervisionando e o respeito e acolhimento por parte do supervisor, por meio do desenvolvimento de sua percepção em auxiliar o aluno a se ver em suas relações terapêuticas, mostram um campo fértil para o desenvolvimento da percepção e para a construção de novos sentidos. Essa concepção do processo de supervisão entra em contradição com a concepção da supervisão como um processo de direcionamento de condutas na atuação do supervisionando.

Na perspectiva de Gomes & Woiler, a supervisão é uma relação humana, repleta de comunicações conscientes e inconscientes, transferências e contratransferências, conhecimento e fuga do conhecimento. Cabe ao supervisor estar em contato com suas tendências narcísicas e poder se autoperceber, a fim de que a supervisão deixe de ser uma "super-visão", um saber onipotente e onisciente. O supervisor passa, portanto, junto com o supervisionando, a investigar a relação terapêutica que é trazida para o espaço da supervisão, tornando-se os dois uma dupla criativa na apreensão do fenômeno clínico que pode emergir no momento da supervisão.

O empenho do supervisor em acolher o supervisionando, sua disponibilidade, maturidade, generosidade, vitalidade e seu entusiasmo são fundamentais no desenvolvimento do supervisionando a caminho de sua identidade.

Cabe ao supervisor desmistificar a onipotência depositada em sua figura, o saber absoluto e soberano, aproximando-se assim da relação que potencializa novas descobertas e novos sentidos, a partir da relação terapêutica vivida por seu supervisionando, colocando-se à escuta, no sentido mais amplo da palavra.

Dessa forma, Gomes & Woiler alertam que não podemos atribuir sentido à supervisão sem pensar em como supervisor e supervisionando são vistos, ou melhor, concebidos, sem incluir o conjunto de complexas relações que ocorrem. Tomando cuidado para que supervisor e supervisionando não percam seus referenciais do papel que ocupam na dupla, que devem ser claramente percebidos, bem como o respeito ao perigo de "ambos os elementos serem afetados pela ilusão de um saber onipotente e onisciente, ao contrário a supervisão pode tornar-se uma experiência de aprendizagem mútua, promovendo desenvolvimento e criatividade no par" (1998: 178).

Pensada dessa forma, a supervisão transcende a idéia de que o conhecimento parte de um único pólo onisciente e onipotente. Nessa atividade, a construção requer a participação da dupla, supervisor/supervisionando, à medida que os valores de cada um vão sendo revelados e a confiança passa a ser desenvolvida.

Nesse caminho de duas vias, o aluno, no desenvolvimento da percepção e da reflexão pessoal sobre as limitações nos processos terapêuticos, busca uma compreensão da sua atuação por meio da reflexão do próprio trabalho, por poder pensá-lo, refleti-lo, assumindo os riscos de expor-se ou não no grupo. Loureiro & Romaro caracterizam o processo de supervisão como:

> [...] uma reflexão sobre o próprio trabalho, constituindo numa aprendizagem da postura diante da realidade, com implicações diretas na escolha dos métodos de conhecê-la, nas formas de decodificá-la e de intervir sobre ela. Sob este ponto de vista, a supervisão distancia-se do aprender acadêmico, pois nela se reproduz um modelo de intera-

> ção presente na interação que já está ocorrendo, dando-lhe, assim, a possibilidade de ser uma intervenção imediata e indireta sobre o que se passa. (1987: 42)

As diferentes pessoas que constituem o espaço de sentidos, que é peculiar à atuação clínica e singular em cada grupo, estabelecem vínculos e químicas diferentes. Disso decorre o respeito de que as diferenças humanas são potencializadoras de um movimento constante de construção e, quando respeitadas e exploradas, podem em cada uma das relações que o homem estabelece produzir efeitos diversos na grande tela que vai se estruturando ao longo de seu caminho.

Gostaria de contar como esse percurso permitiu que variadas cores pudessem se pronunciar na tela que acompanha minha atuação como supervisora. Para que isso se tornasse viável, optei por olhar para minha prática, como supervisora clínica, tendo-a como um plano de potencialidades na elaboração do conhecimento. O objetivo é, portanto, compreender o sentido que a supervisão tem na clínica-escola fonoaudiológica, a partir de minha história como supervisora clínica.

Existe uma delimitação referente à situação específica em que a realidade da supervisão se encontra. Estar inserida em uma universidade e fazer parte de uma disciplina de ensino trazem características peculiares à dinâmica da instituição, às relações de ensino–aprendizagem e que no momento da supervisão se mostram de uma forma diferenciada em relação a outras situações específicas em que a supervisão pode ocorrer. No entanto, não se descartam as possibilidades de que as apreensões advindas desse espaço específico possam ser refletidas em outros espaços diversos em que a supervisão se insere.

Compõe-se então um espaço novo de vivências de aprendizagem que se dão na supervisão clínica, o que difere de outras relações de ensino–aprendizagem que ocorrem na Universidade. O aluno, ao longo do processo de aprendizagem, aguarda, quase que passivamente, pelo acesso ao conhecimento, visto como disparador para as respostas e soluções. No processo de supervisão, o supervisionando é agente de seu próprio conhecimento e passa a reelaborar a relação entre teoria e prática, não encontrando mais na primeira a resposta que as relações terapêuticas podem propiciar. Há um redimensionamento das situações de aprendizagem que se deram até então, e o supervisionando inicia-se num processo de construção do próprio conhecimento.

A inauguração da tela: as cores primárias que a compõem

Como uma grande tela, o espaço de supervisão pode ser inaugurado com uma estrutura predeterminada que o compõe. Outros aspectos, por sua vez, são determinados com o grupo e outros ainda são descobertos ao longo do percurso.

Decorridos alguns anos do início de minha atuação como supervisora, as questões sobre a supervisão passaram a tomar corpo e a compor motivo de inquietações, já que tentava aprimorar minha atuação como supervisora bem como auxiliar os que tinha a oportunidade de supervisionar.

Desse período até hoje, o percurso na supervisão foi se pronunciando, esboçando suas particularidades. A paixão e o desejo de refletir sobre a supervisão, encontrando interlocutores que a pensavam como espaço de constituição de novos sentidos na clínica fonoaudiológica, foi ganhando cores cada vez mais fortes.

Porém a complexidade desse tema, bem como as angústias que a atuação me propiciava, mantinham-me distanciada dessa cena. E por um período busquei negar esse desejo. Tal negação era proveniente de uma maneira quase única de pensar a fonoaudiologia, que me acorrentava a um tipo de pesquisa e estudo. No entanto as relações humanas que percebia e não sabia ao certo identificar, levavam-me a pensar que tais fenômenos não poderiam ser compreendidos da forma como eu preconizava um estudo científico, pautado na cientificidade positivista.

Seria enganoso dizer que por vezes não deparava com tal discurso; o esperado seria que as páginas viradas da vida não retornassem. Contudo, sabemos que isso não ocorre, mesmo porque acredito que a experiência humana esteja mais para a composição de uma tela do que para a elaboração de um livro. Com isso quero dizer que as experiências não são apagadas, ao contrário, ganham novas cores e continuam fazendo parte da grande tela composta pela vivência humana.

Dessa forma, meu encontro com novas cores do conhecimento científico pôde produzir certas liberdades que me aproximaram novamente do desejo de estudar a supervisão, pautada nas relações humanas que ocorrem e, a meu ver, potencializam a experiência de aprendizagem do supervisionando que pretende tornar-se fonoaudiólogo. Assim, se o espaço potencial para a constituição de novos saberes encontra-se nas relações, eu não poderia deixar de intentar compreendê-las, respeitando-as como fenômenos singulares nesse contexto específico.

Nesse percurso, fui me permitindo, timidamente, aventar novas possibilidades, condizentes com o processo de autoconhecimento pelo qual passava. Deixando explicada essa característica peculiar ao meu percurso profissional, penso que agora posso partir para a estrutura que esbocei no início deste discurso, relativa às características que definem e configuram o espaço acadêmico de supervisão.

O estabelecimento de regras, contratos, critérios e procedimentos de avaliação, bem como as expectativas dos supervisionandos e do supervisor, são apontados nos primeiros encontros. No início do processo de supervisão, essas estratégias são apontadas pelo supervisor e esclarecidas quanto às suas funções e possibilidades de execução. Também existem alternativas a esse "modelo", e cada caso é visto particularmente e segundo as necessidades que o supervisionando traz, assim como as peculiaridades do processo terapêutico.

A observação das sessões terapêuticas por meio do espelho espião tem uma função, segundo o supervisionando, que vai se modificando ao longo do percurso da supervisão. Inicialmente parece estar relacionada à fiscalização, à cobrança e à averiguação do que está sendo realizado durante as sessões terapêuticas, bem como à avaliação do supervisor, como se ao "supervisor/professor" fosse esse o papel designado.

Percebo, porém, que a observação vai progressivamente ocupando um espaço que constitui a percepção partilhada entre supervisionando e supervisor. Isso muitas vezes é trazido para a supervisão e passa a constituir um porto seguro para o supervisionando, quando necessita compartilhar suas impressões sobre o processo terapêutico. Isso se torna possível à medida que as funções para essa estratégia possam ser construídas durante o processo de supervisão.

O fato de outros supervisionandos observarem as sessões possibilita também uma série de questionamentos não somente sobre a "patologia" que se manifesta naquele sujeito, mas sobretudo torna possível aos primeiros reconhecerem e visualizarem as complexas relações que ocorrem no espaço terapêutico, abrindo a perspectiva da descoberta de suas funções como terapeutas. Essas observações partilhadas mostram-se um material ilimitado para explorações que possam vir a ser realizadas durante a supervisão.

As características estruturais que permitem a inauguração da supervisão foram apresentadas anteriormente a fim de contextualizar a diversidade de fatores que compõem esse espaço único no universo da clínica-escola. Dessa complexidade decorrem muitas maneiras de visualizá-la e concebê-la como um campo de pesquisa e estudo.

A idéia que temos de sua função, e de como seu desenvolvimento se dá ao longo do processo, estrutura a maneira como a supervisão é concebida e pensada. Para que esse espaço exista, há a necessidade de pensarmos nas pessoas que o inauguram, que trazem para ele suas expectativas e anseios diante da atuação clínica. Dessa forma, não se pode pensar a supervisão sem buscar compreender as relações que se dão nesse espaço e mobilizam o processo de aprendizagem e amadurecimento, entendendo que essa caminhada ao seu encontro é contínua e solidária.

As relações humanas, sejam no processo terapêutico ou no processo de formação clínico-terapêutico que compõem a essência da atuação fonoaudiológica, não podem ser excluídas de qualquer tentativa de compreensão que façamos a seu favor. E é justamente esse ponto que traz à fonoaudiologia uma singularidade em sua prática, com implicações diretas na utilização de formas de conhecer a realidade.

Sendo assim, o método de investigação que possibilita compreender essa realidade não pode deixar de considerar tais aspectos na tentativa de caracterização da supervisão. Descrevê-la a fim de revelar sua estrutura, buscando a representação que ocupa nesse universo clínico, de aprendizagem, parece-nos o início de um caminho (repleto de possibilidades e significações) e nesse momento constitui o objetivo deste capítulo.

O que é a supervisão, no contexto específico que circunscrevi, na atuação e formação do fonoaudiólogo? Quais são suas características? Pensando nessas questões clínicas, e por meio da atividade prática ao longo do tempo, fui priorizando a transformação dessas indagações, eminentemente práticas, em um problema de pesquisa, à guisa de investigação.

Das características que compõem o fenômeno que pretendo estudar, decorre a necessidade de vislumbrar um método de investigação que o respeite como espaço potencializador de compreensão e reflexão das construções que as relações humanas propiciam, permitindo ao supervisionando perceber ele mesmo e o outro, por meio dessas relações.

O espaço da supervisão dentro da clínica-escola, sua estrutura, a representação que ocupa nesse universo clínico e de aprendizagem, pode ser explorado de várias maneiras, para levar seus participantes a amadurecerem e se reconhecerem como fonoaudiólogos em potencial. Disso decorre que as variadas formas de se entender e reconhecer a supervisão conduzem a concepções diferentes do que ela seja. Gomes traz a compreensão de que:

> O termo supervisão, em si, não explica uma prática universal, assim como também não o faz o termo Fonoaudiologia. Tanto um como outro abrigam em seu bojo incontáveis práticas diferentes. [...] Admitir que possamos definir *o que é*, ou como deveria ser a Fonoaudiologia, ou a prática de supervisão em Fonoaudiologia, seria admitir que essas práticas tenham sido, desde sempre e para sempre, realizadas por pessoas absolutamente idênticas, no mesmo lugar e no mesmo tempo, tendo ao redor um cenário perenemente cristalizado (1991: 113).

Dessa forma há a necessidade de descrevê-la, visto que cada espaço é singular, assim como as relações que são estabelecidas nele. A narrativa de como essas relações se dão e o processo que as transformam pareceu-me um convite à compreensão. Ao que aponta Cesar narramos o que nos faz algum sentido, mesmo que vago ou incompreensível, mas um sentido que *a priori* merece o *status* de relato.

Relatar a situação de supervisão era então a escolha que fundamentava minha possibilidade de compartilhá-la, de entendê-la e de visualizar suas funções, pois por meio da narrativa essas impressões poderiam se tornar claras, ou ainda apontar para novos vetores de significação que eu não havia percebido. Narrar era a forma de apropriar-me da realidade da supervisão. Essa apropriação foi composta por relatos diários das situações vividas, nas quais as representações da supervisão tomavam forma narrativa.

Realizei durante um ano relatos descritivo-analíticos de cada sessão de supervisão. Priorizava nessa narrativa o que ficara na memória e, portanto, era significativo do ponto de vista da impressão, a fim de poder privilegiar a subjetividade que permeava toda a supervisão e poderia aparecer nos relatos no momento da análise. Tais relatos foram constituídos pela apropriação minuciosa da situação em que a supervisão se dava, incluindo detalhes significativos para sua compreensão.

O ângulo dessa narrativa está precisamente pautado na clínica-escola, e os protagonistas são seus participantes, que compõem uma gama de personagens na qual me incluo. A escolha entre o silêncio e a narrativa pode ser o impasse para paralisações na produção de sentido na área fonoaudiológica. Não há uma única forma de narrar, e à medida que compreendemos isso somos seduzidos pela segunda opção.

Apresentando as ferramentas de trabalho: uma paisagem se pronuncia

Após a redação dos relatos, vislumbrei a busca de um eixo na análise, que passou por momentos de dúvidas, mínguas, produções e, por fim, culminou num caminho. Esse percurso me fez retornar aos relatos inúmeras vezes, mostrando-me que seu potencial criador permitia diversas análises. Resolvi então retornar a eles com questionamentos que me fiz antes de sua elaboração, buscando assim as possíveis respostas que poderiam emergir.

Quais são as expectativas dos supervisionandos em relação ao processo de supervisão? Quem sou eu nesse contexto? Quais objetivos tenho, na qualidade de supervisora? Qual é a estrutura prévia que define esse espaço como supervisão? Quais são as características desse trabalho?

A busca pelo esclarecimento dessas questões torna possível, no meu entender, caracterizar a supervisão. Foi justamente com essas questões em mente que retornei aos relatos, buscando neles um auxílio para a construção dos sentidos na supervisão.

Com o objetivo de descrever essa situação, sem perder de vista a caracterização do processo que ocorre rumo à independência relativa do supervisionando, apresento primeiramente as impressões gerais sobre a situação de supervisão, surgidas durante a análise dos relatos e logo a seguir dos aspectos que foram deles destacados e têm relação com os primeiros questionamentos realizados.

Focalizei uma situação que me chamou a atenção logo no primeiro relato e tentei me ater a ela nos demais, a fim de compreender a percepção que essa situação teria despertado, construindo assim uma lógica de raciocínio, disparada logo à primeira vista. Com isso procurei pôr em evidência os fatos que compõem a supervisão, a fim de ter uma noção da realidade que ela pode representar dentro da clínica-escola fonoaudiológica e de como se processa na formação clínico-terapêutica de fonoaudiólogos.

O primeiro aspecto que destaquei, nessa observação, foi o espaço físico em que ocorriam as supervisões. Não por acreditar que esse aspecto seja mais importante que outros, mas por ter sido apontado nos relatos, na maior parte das vezes, como o primeiro aspecto que se apresenta à observação, à percepção. Dentro dele estão inseridas observações que dizem respeito ao número de supervisionandos presentes na sala, aos lugares que as pessoas ocupam, e à circulação nesses lugares ao longo do processo de supervisão. Refiro-me a lugar, situando-o como espaço físico ocupado pelos integrantes do grupo, inclusive pelo supervisor.

Há uma transformação em relação a esse aspecto, que parece ir ganhando importância ao longo dos relatos, de maneira diferenciada, sendo ampliado em direção à maneira como os alunos são percebidos pelo supervisor e como vão construindo sua história individual e no grupo, sem perder de vista que o último já apresentava uma história relacional que o acompanhava.

Nos relatos o supervisor aponta a necessidade de que a discussão possa ocorrer quando todos os supervisionandos estiverem presentes na sala de supervisão, como forma de propiciar que as percepções e pensamentos do supervisionando possam ser compartilhados com os demais.

Essas observações quanto à presença dos supervisionandos parecem mostrar a necessidade, por parte do supervisor, de permitir que a discussão dos temas seja realizada com a participação de todos os supervisionandos, o que o leva a aguardar sua chegada.

Nos relatos surgem também apontamentos sobre a organização física dos móveis na sala, sobre a tentativa de modificar essa disposição, para que todos possam participar dos assuntos a serem discutidos, de forma a promover uma maior integração do próprio grupo e deste com o supervisor, como possibilidade de troca de vivências e experiências com o processo terapêutico.

Ao narrar a supervisão, criam-se dois tipos de percepções que são descritas em duas colunas. A da esquerda, que se refere aos fatos ocorridos, e a da direita, que se refere às minhas impressões, dos fatos ou das pessoas que formavam o grupo e as situações que estavam inseridas. Apresento-as com o intuito de ilustrar a situação vivenciada a caminho da compreensão de seus sentidos.

> Acomodei-me no lugar que habitualmente sentava e as demais também. Ao chegar à clínica, fui à sala de supervisão a fim de deixar minha pasta. Encontrei Lia sentada no lugar em que costumo sentar e quando entrei na sala, Cristina disse a Lia que ela estava ocupando meu lugar.

Aos poucos minha preocupação em dispor melhor as cadeiras vai saindo de cena e dando lugar a uma percepção de que determinados lugares não estão disponíveis para ser modificados e fazem parte tanto da história relacional trazida pelo grupo como daquela que ele vai realizando ao longo do percurso de supervisão.

Dessa forma, o lugar físico ocupado no espaço da supervisão não pretende ser um fator isolado de análise e tampouco de observação, mas pode ser um dado precioso no conjunto de observações da realidade que cerca essa prática. Ocupo, inicialmente, um espaço físico deixado pelos supervisionandos, e a partir daí passo a sentar-me sistematicamente no mesmo lugar, durante a supervisão. Como se essa fosse uma solicitação realizada pelo grupo e um apelo de constância no que se refere à sua postura. Esse apelo é acolhido por mim, e toma algum tipo de significado perante o grupo.

> Deixaram uma cadeira para mim na cabeceira da mesa...

Tal observação foi o início para que pudesse questionar esse lugar físico. Qual sua importância para a constituição do grupo, dos papéis que ali se configurariam?

A importância dessa constância no lugar físico atribuído ao supervisor pareceu-me relacionada ao início de um relacionamento que vai buscar a consistência na figura do supervisor, que evoluirá para outras instâncias de solicitações. Por sua vez, o supervisor aceita o lugar que lhe é oferecido, abrindo possibilidades para que os supervisionandos também busquem os seus lugares no processo de supervisão. E aqui o lugar físico a que me referia toma um novo sentido.

A impressão que o espaço físico gerava era de que havia algo que se pronunciava e clamava por sentido, no apelo discreto dos supervisionandos, como se isso pudesse ser percebido pelo supervisor. O inesperado jogo dos encontros e desencontros, provocado pelas relações que vão se estabelecendo ao longo da vivência clínica, provoca uma espécie de regressão nas relações que são estabelecidas com o supervisor.

Os supervisionandos anseiam por alguém que os oriente sobre o que e como fazer, que esteja presente em todos os momentos e dificuldades, que possa adivinhar, perceber suas necessidades e o que não percebem, como se ansiassem por uma mãe. E nessa busca há um caminho a ser percorrido até que possam perceber que os cuidados almejados são diferentes dos oferecidos pelo supervisor, e propiciam o amadurecimento e o caminhar contínuo para uma independência relativa.

Esperar que o supervisor possa ser constante em sua atenção, em seu cuidado, permite a inauguração do processo de confiança e a possibilidade de desenvolvimento da percepção que se tem dele. Graças às impossibilidades humanas do supervisor de perceber as necessidades dos supervisionandos, essa percepção vai se transformando, culminando em um processo de frustração que precisará ser elaborado.

Essa particularidade da relação humana que, diante de desafios e ameaças, faz com que o sujeito retorne a estados primitivos, remete-o à relação mais primitiva que o homem estabelece, a caminho de sua individuação. É justamente a relação com a mãe e a maneira como seus cuidados foram vivenciados pelo bebê que vão possibilitar à criança relacionar-se posteriormente com outras pessoas, sem que se percam de vista as marcas dessa primeira interação.

As marcas relacionais, que se pronunciam nas relações humanas, são claramente explicitadas na primeira infância. A lembrança da função dos cuidados maternos na possibilidade de vir a ser do bebê remetia-me a algo peculiar na relação que muitas vezes buscava ser estabelecida entre supervisor e supervisionando.

O desenvolvimento da confiança no outro é inaugurado pela consistência dos cuidados maternos. Tais cuidados vão da dependência absoluta à independência relativa, propiciados pela mãe. O cuidado materno e o bebê formam uma só unidade, de modo que não podem ser pensados separadamente nos primórdios da vida. Winnicott afirma que é por meio dessa unidade mãe–bebê que a criança vislumbra a possibilidade de reconhecer-se na mãe, iniciando um processo de individuação.

A fusão em que se encontram, a dependência absoluta do bebê em relação aos cuidados maternos e à percepção de suas necessidades são fundamentais no desenvolvimento emocional. Nesse estágio, o bebê está em posição de beneficiar-se ou sofrer distúrbios, dependendo da qualidade desses cuidados. Isso traz ao bebê a possibilidade de desenvolver-se da dependência absoluta rumo à independência relativa.

Na dependência relativa, o bebê pode se dar conta da necessidade de detalhes do cuidado materno, podendo relacioná-los aos impulsos pessoais. Desenvolve, assim, estratégias para ir vivendo sem cuidados reais, por meio do acúmulo de recordações dos cuidados, da projeção de necessidades e da introjeção de detalhes do cuidado, com o desenvolvimento da confiança no meio, expresso na figura materna.

Em situações ameaçadoras, remetemo-nos às primeiras relações, a fim de podermos recordar os cuidados e vislumbrar outras possibilidades, que por sua vez gerarão novas relações. Essas relações caminharão na compreensão do ser humano e dos fenômenos que circundam seu amadurecimento.

O lugar que o supervisor ocupa na sala de supervisão parece-me um primeiro apelo dos supervisionandos para que a consistência possa ser estabelecida. É nesse espaço, também denotador de outras implicações, que observo uma evolução e deslocamento nos lugares, modificados ao longo do processo e representativos de momentos diferentes da relação que foi estabelecida.

> Procurei meu lugar em volta da mesa e, para surpresa minha, ele não estava disponível.

Esse movimento dos supervisionandos demonstra que o processo de supervisão havia se encerrado, não pelo tempo oficial que delimitou nossa atuação, mas pela disposição que demonstraram em encerrar uma etapa. A maneira como o fizeram também demonstra isso: eles tinham modificado os papéis que foram se firmando ao longo do ano. Aqui o que imperava era a interdependência, visto que as modificações ocorreram. Estávamos encerrando um processo.

Para que esse processo de supervisão possa ser possível, são muitas as vivências que o constituem e o configuram. Tais vivências são apreciadas pelo supervisor e sua análise, que possibilitam a atribuição de sentido para essas experiências.

Outro aspecto a ser apontado refere-se à constituição de regras e normas ao longo do processo de supervisão. Fica a impressão de que existem normas que vão sendo construídas, senhas que disparam determinados comportamentos esperados pelo supervisionando, de forma indireta, e influenciam as elaborações feitas ao longo do percurso.

Quando o supervisor entra na sala, por exemplo, e ocupa o "seu" lugar, parece disparar o início das discussões, seguido de rituais com que os supervisionandos passam a se acostumar e passam a cobrar quando deixam de existir. Isso é implicitamente percebido passando a demonstrar os movimentos de aproximações e distanciamentos, encontros e desencontros que se dão à observação na supervisão.

Parece ser essa constância no comportamento do supervisor, almejada pelo supervisionando, a responsável pelo fato de que a dependência inicial possa ir se desfazendo. À medida que essa constância, ou rotina, é quebrada, novos movimentos de desenvolvimento se mostram. É importante existir uma rotina capaz de garantir uma tranqüilidade em que a confiança será desenvolvida, o que deixa espaço para novas construções, que se dão no processo de supervisão, acerca da clínica e do processo terapêutico.

A função do lugar físico parece ser o início do processo de confiança que denotará uma série de outras confianças capazes de propiciar o desenvolvimento do raciocínio e da criatividade do supervisionando. É como se essa garantia a princípio desse ao supervisionando liberdade de poder tentar, independentemente do que pode acontecer. É como se fosse estabelecido um lugar para o outro, que, ao se posicionar no espaço definido pelo sujeito, libera as fantasias sobre seu poder e suas limitações.

A questão do acerto e erro, das notas, do tempo "oficial" da supervisão traz-nos a impressão da evolução da dependência que se pronuncia inicialmente e vai aos poucos dando lugar a novas possibilidades de significação desses aspectos. Essa é uma questão muito importante que vai permeando toda a supervisão e ao longo do ano ganha novos significados.

Embora a supervisão tenha um cunho pedagógico, por estar inserida no processo de formação clínico-terapêutica, está firmada pelo viés da clínica e mostra sua vocação por meio dela; porém esses dois aspectos estão o tempo todo em conflito, juntamente com os papéis do supervisor/professor e supervisionando/aluno, que se misturam e se atravessam.

Não podemos pensar na função do supervisor sem compreender as expectativas do supervisionando; isso caracteriza o processo de supervisão. O respeito às diferenças individuais no grupo é o que o inaugura e constitui sua particularidade. Perceber o todo que funda o grupo e poder destacar e respeitar a individualidade existente dentro dele, a singularidade de cada participante, permite compreendê-lo, criando um espaço para que as vivências possam ser compartilhadas.

Existe a expectativa, por parte do supervisionando, de que haja um espaço para falarem, questionarem e se colocarem quanto às suas dificuldades pessoais, teóricas, práticas e de interação. Organizam-se para que isso seja possível e esperam que esse espaço possa ocorrer em todos os encontros, porém o número de alunos existente no grupo e o pouco tempo disponível tornam esse anseio impraticável.

Essa é uma frustração com que o supervisionando tem de lidar, e procurar por alternativas para contorná-la estimula a criatividade e a percepção das necessidades de cada participante do grupo. Essas alternativas são avaliadas pelo grupo, que estabelece regras e busca o seu cumprimento, na concessão de espaço dentro da supervisão.

Os supervisionandos vêem a supervisão como um espaço de trocas, solicitando o respeito às necessidades individuais de falarem sobre seus casos, esclarecerem suas dúvidas, receberem orientação sobre o que deve ser feito, serem guiados sobre quais condutas são corretas ou não. Ao supervisor cabe essa função, é ele que estabelece os parâmetros do processo terapêutico e tem a habilidade para a escuta.

Há certa cumplicidade entre supervisor e supervisionando e, dessa forma, os dois buscam uma maneira de colocar em prática as possibilidades levantadas, já que o supervisor compreende que nesse momento isso é fundamental para o supervisionando.

> Sugeri que quem quisesse falar sobre seu atendimento poderia fazê-lo. Prontamente Cristina perguntou se poderia falar. Disse-lhe que sim. Passamos para outro caso, Gislaine solicitou permissão para falar. Concordamos.

Há um acordo com o grupo sobre quem pode ou não falar, que parece ser estabelecido por eles. Limito-me a observar as regras criadas para que todos possam falar.

> Perguntei-lhes se haviam feito uma escala de quem falaria e o dia, como foi sugerido por elas na supervisão anterior. Como não haviam feito, Rosana se prontificou a fazê-la e anotar quem falaria naquele dia. Sugeri que começássemos a falar dos casos. Prontamente, Aline, Fernanda, Roberta, Lia e Maria pediram para falar. Elas mesmas organizaram a ordem de quem falaria, bem como a exclusão de quem havia falado na supervisão anterior.

Ao longo do processo de supervisão, a descrição do que foi realizado na sessão de terapia vai dando lugar às reflexões, às questões, à discussão dos dilemas que surgem durante a sessão terapêutica. A princípio todos querem falar, aos poucos nem todos, e por fim parece que os mais envolvidos com os pacientes pedem para falar. Apontam e descrevem o fazer, o que fizeram na sessão, nem sempre trazem a impressão do que o paciente fez, e sim o que fizeram com aquele comportamento, e não com o sujeito, que parece sumir em meio à descrição das ações.

A necessidade de falar também sofre mudanças durante o processo de supervisão, bem como o que se fala. De início esse falar descritivo traz em si insegurança do que se "faz" com o paciente, e dessa forma o sujeito com quem se relacionam fica apagado, por conta da necessidade de saber o que se deve fazer com ele.

Aos poucos essas necessidades diminuem, porém não desaparecem. São amadurecidas e passam a compor uma necessidade de falar que traz a si mesmo e ao outro, sujeito da relação terapêutica, para o espaço de discussão. Assim passamos a realizar a troca de impressões, que conta também com minhas impressões pessoais.

Conhecemos por troca tudo aquilo que levamos ao outro sobre o que pensamos, sobre as dúvidas, anseios, reflexões que realizamos durante o fazer com o sujeito, e não somente o fazer, mas sim como a prática está sendo pensada.

Certa vez, como todas queriam falar, perguntei-lhes a quem restaria o papel da escuta. Ficaram pensativas, e hoje compreendo que esse papel estava designado a mim. Era de escuta que elas tinham necessidade, uma escuta diferente da sala de aula, em que as dúvidas são teóricas e de certa forma estão muito longe das emoções que o encontro com o outro pode gerar. Porém esse encontro não podia ser falado no início do processo de supervisão, pois ainda não era percebido como tal. Cabia a mim caminhar para ajudá-las a se perceberem naquele encontro e poderem falar de si mesmas e, por conseqüência, do outro.

O anseio por falar desempenha um papel fundamental na estruturação da percepção que os supervisionandos têm do sujeito com o qual interagem. Falar sobre esse encontro auxilia a formar o sujeito na mente, a perceber as angústias que o desconhecido traz e aprimorar a percepção do sujeito da relação.

Há a expectativa sobre a pessoa que os supervisionandos irão encontrar, no entanto o que vem registrado em seus discursos é a patologia, que por sua vez ganha *status* quando deixa de ser enfatizado o sujeito portador. Esse discernimento cabe ao supervisor, que aos poucos oferece a possibilidade ao supervisionando de poder distinguir esses aspectos também. É o supervisor quem percebe essa distinção e cabe a ele auxiliar o supervisionando para que possa captar essas nuanças em seu discurso, pontuando-as.

> Falei-lhes sobre o sr. T., que havia sofrido um AVC seis meses antes e estava em terapia com Rosana. Gostaria que observassem sua melhora. Para quem acompanha o processo terapêutico, seria fácil observar como o sr. T. tem vindo para a terapia. Sua aparência é muito melhor, mais cuidada e com aspecto saudável. Enfatizei que os relatos de Rosana permitiam visualizar essa melhora. Rosana conseguiu estabelecer um vínculo com o sr. T., demonstrado por sua melhora, no que diz respeito à comunicação, à sua forma de estar no mundo, se mostrar nele, ou melhor, retomar sua vida após o AVC. Observo que Rosana in-

> veste no processo terapêutico não somente no que diz respeito ao estudo que vem realizando sobre afasia, como também em perceber em que isso pode auxiliá-la a compreender melhor o sr. T. Ou seja, mesmo estudando sobre a patologia, que não deixa de ser fundamental na abordagem utilizada na terapia, Rosana prioriza a pessoa que é portadora da patologia e tenta compreender não só por meio da fala, mas da maneira como se coloca no mundo, como se expressa, como se porta. Não sei se para ela isso é tão claro assim.

Há expectativas para que os acontecimentos relatados ocorram e de certa forma mostrem um aval positivo para o supervisionando sobre aquilo que já está realizando, o que revela certo cuidado do supervisor para com o supervisionando. A grande diferença está em possibilitar que o supervisionando possa realizar primeiro, mostrar seu potencial de perceber os caminhos que o paciente lhe mostra durante o processo terapêutico. Essa possibilidade conduz o supervisionando ao aprimoramento de sua percepção e de suas potencialidades.

A percepção da pessoa que se apresenta e se presentifica no mundo por meio da sua comunicação, única e peculiar a ela e à sua história de vida relacional, pôde ser percebida por Renata, que passa a deslocar sua visão para o potencial de compreensão que esse aspecto pode trazer ao processo terapêutico.

> Renata pegou um papel onde parecia ter anotações suas e começou a contar sobre E. e sobre as conversas que teve com a mãe dele naquele primeiro semestre. Enfatizou que ele era visto pela mãe como um bebê que necessitava de cuidados, e contou-nos como foi abordando isso em terapia. Ao fazê-lo, E. começa a se colocar de outra forma na terapia e começa a se comunicar melhor, a se expor mais, a tomar iniciativa e a fantasiar por meio de histórias.

Renata levou-nos a pensar que existem outras formas de se observar o progresso do paciente, fora a sua emissão oral. Além do mais, Renata percebeu que o enfoque somente na fala não produziria o efeito desejado e conseguiu aprimorar sua percepção no processo terapêutico. Ela trouxe os aspectos relacionais dessa criança e pôde perceber como estavam diretamente ligados às manifestações de linguagem. Essa foi sua grande evolução: ampliou seu foco de visão, o que lhe abriu a possibilidade de rever sua conduta e lhe permitiu visualizar sua postura durante o processo terapêutico.

Centrar seu foco de compreensão em E. possibilitou ampliar sua visão do que vinham a ser suas manifestações na fala e compreender o que isso significava na sua história. Não se tratava de um distúrbio articulatório que necessitava de intervenção, como havia sido enfatizado por ela no início do ano, e sim o fato de E. aos poucos passar a fazer parte de suas explanações e reflexões.

Procurei enfatizar para o grupo essa mudança no foco de visão que Renata mostrava, o que se constituiu num momento de reflexão conjunta, em que o convite centrava-se na maneira como os supervisionandos estavam pensando seus pacientes e as relações que estabeleceram com eles.

Pensando no que foi realizado por parte do supervisor, que deu acolhimento e não uma resposta esperada, o que estava em jogo era a compreensão e aceitação das relações que se estabeleceram e seriam modificadas ao final do ano, necessitando ser partilhadas. Dessa forma, a função do supervisor vai se transformando e adquirindo um novo sentido.

Os supervisionandos trazem um apelo para que o supervisor possa dizer o que eles não sabem. Só que essa realidade, de que o supervisor não sabe tudo o que se passa, também precisa ser amadurecida. Uma das possibilidades que conduzem os supervisionandos à "independência" é a apreciação de que o supervisor pode auxiliá-los a se desenvolver na relação que estabelecem com ele e com seus pacientes. Nas relações com outro ser humano é que o sujeito pode se perceber, especialmente quanto às suas limitações e potencialidades.

A limitação imposta pela ausência de respostas da forma como o supervisionando espera é uma limitação sobre a figura do supervisor, que necessitava ser ressignificada, para se compreender então a função da supervisão e do supervisor. As respostas buscadas pelo supervisionando são significadas no próprio processo terapêutico, e o supervisor pode assinalar alguns caminhos, que talvez conduzam às respostas. O fato é que as respostas necessitam ser construídas na interdependência, não estão prontas para ser oferecidas pelo supervisor.

Assim a independência que o supervisionando diz almejar fica condicionada à compreensão de que ela nunca ocorre totalmente, visto que estamos num mundo repleto de relações e das quais somos interdependentes. O "retorno" do supervisor ao supervisionando está marcado na maneira como elaborava as perguntas sobre os pacientes, na maneira como anota suas observações nos relatórios e ainda em seu comportamento, que o denuncia. Assim, o retorno ocorria, só que não de forma explícita ou percebido por eles como sendo uma resposta aos seus anseios, mesmo porque a impressão que se tem é de que eles aguardam outro tipo de resposta para suas atuações.

Essa resposta só poderia vir do próprio processo terapêutico e do próprio paciente. À medida que pude ir trocando essas angústias por respostas, pareceu-me que esse anseio por "retorno" foi se modificando também, assim como a visão que tinham de mim como uma figura "neutra". De certa forma, essa postura desempenhou um papel fundamental na constituição de nossos papéis no processo de supervisão e deixou às claras nossas funções.

Acolher essas angústias de "ausência" de respostas parece-nos uma das funções do supervisor, quando o supervisionando depara com ela. Trazê-la para o espaço da supervisão, a fim de compartilhar com o grupo essa necessidade de acolhimento, conduz a novos caminhos e elaborações.

A independência apontada pelo supervisionando também é motivo de reflexão, sobretudo partindo do princípio de que a independência absoluta é ilusória. O indivíduo sadio nunca se torna isolado, está em constante relação com o ambiente, com as pessoas que o compõem, o que leva o indivíduo e o ambiente a se tornarem interdependentes.

A independência relativa necessitava também ser aclarada aos supervisionandos, o que me fazia acreditar que a função da supervisão poderia assumir um novo sentido, se fosse compreendida como um espaço em que se pode partilhar as angústias, as conquistas, as descobertas, as percepções que se tem de si mesmo e do outro, por meio da relação terapêutica. Esse era o desafio, poder auxiliá-los rumo a esse encontro.

Nesse contexto, é o supervisor quem define a ordem dos acontecimentos, quem sugere regras iniciais de organização e funcionamento preexistentes e zela pelo cumprimento delas. No decorrer do processo de supervisão algumas regras passam a ser estabelecidas pelos supervisionandos e são monitoradas por eles, cabendo-lhes a função de cumprirem ou não aquilo que estabeleceram para o grupo.

No exercício de construção do raciocínio clínico, os conhecimentos teóricos são fundamentais, assim como a possibilidade de perceber o sujeito que se apresentava e traz uma história peculiar, realizando a junção entre teoria e prática.

Essas considerações, que vão além de falta de domínio da técnica, da teoria e da junção das duas, estão relacionadas à possibilidade de nos percebermos na relação terapêutica e podermos visualizar o que pensamos a respeito do sujeito que se mostra em terapia.

Por vezes o supervisionando mostra-se na postura passiva de aprendizagem, depositando no outro, professor, a tarefa de transmissão do conhecimento. Os processos terapêuticos imputam ao supervisionando um questionamento sobre essa postura. Mesmo aqueles que não estão acostumados a ela têm de se lançar em questionamentos e buscas que só a atuação efetiva pode permitir. O supervisor faz a mediação entre teoria e prática, por meio de respostas, sugestões de pesquisas, apontamentos sobre o que se percebe, entre outras condutas.

Compartilhar as impressões que o supervisor tem sobre o supervisionando e sua atuação é uma possibilidade de proporcionar um aprimoramento de sua própria percepção como terapeuta, pois ela é fundamental para que novas construções possam ser realizadas a partir das relações terapêuticas.

A percepção do paciente e a discriminação das impressões que o terapeuta faz do paciente ou da família, das impressões e expectativas que o paciente e/ou família projetam no terapeuta, é que permite o desenvolvimento da autopercepção. Estamos aqui rumo à independência relativa.

Acolher e auxiliar o supervisionando a compreender suas ansiedades faz parte das funções do supervisor já que aprimoram o processo de autopercepção. Tal acolhimento proporciona uma reflexão que antecede a atuação e de certa forma encoraja-a para tal. À medida que o supervisor pode acolher e respeitar a singularidade dos supervisionandos, cria-se um espaço para que as questões sejam trazidas para a supervisão, para serem alvo de reflexão. Conforme a vivência terapêutica vai se intensificando e gerando conflitos, o processo de dependência relativa que se estabelece com o supervisor vai se configurando.

Isso também faz parte do processo de supervisão e essa dependência relativa poderá se transformar e se modificar numa interdependência entre supervisor–supervisionando, a partir da compreensão de que esse será o ambiente para que as vivências do processo terapêutico possam ser pensadas e entendidas.

A discussão na supervisão pode variar em sua forma de ocorrer, e por vezes depende das necessidades dos supervisionandos. A função do supervisor pode variar conforme a necessidade do supervisionando. Do esclarecedor de dúvidas à necessidade de acolhimento e demonstração de segurança. A necessidade de falar sobre o que se fez, e só então poder pensar sobre seus sentidos, permite ao supervisionando elaborar o que irá fazer e daí poder programar-se para que isso possa ocorrer. À medida que pôde ser pensada, essa postura passa a ocorrer em uma ordem inversa do proposto, e o que é trazido para supervisão vai se modificando.

O objetivo dessas vivências é poder vislumbrar a possibilidade de que pensar e agir possam ocorrer juntos, paralelamente, que o terapeuta possa pensar ao mesmo tempo em que faz as ações terapêuticas e dessa forma possa integrar as informações que adquire à formação como terapeuta. A isso chamei de experiência completa de ser terapeuta, a vivência capaz de propiciar o enriquecimento da atuação terapêutica, a partir da descoberta de seu potencial e o do paciente no processo.

A supervisão é um espaço potencialmente transformador da experiência clínica, bem como das impressões que se tem do outro, sujeito da relação interpessoal. Essas conquistas são valorizadas e escutadas à medida que transformam a atuação com o paciente.

A partilha das conquistas, dos ganhos, das perdas, das dúvidas, das angústias, das necessidades permite que a supervisão seja constituída como espaço oportuno de reflexão das vivências que a clínica proporciona. Todo o processo permite que a supervisão possa ser potencializadora de transformações de diversas naturezas, principalmente na concepção de que é a independência que promove amadurecimento e autonomia profissional. Pensar e compreender sozinho as vivências na clínica significava sinal de maturidade. Ao final, encontramos para a supervisão uma função muito diferente daquela que acreditávamos existir.

O que experimentamos foi uma interdependência relativa que priorizava a troca de vivências e por isso constituiu as mudanças na atuação terapêutica. Pensar e compartilhar as experiências transformou-se na expectativa para um novo processo que se iniciaria a partir da atuação profissional.

Nesse caminhar, a supervisão havia tomado um novo sentido também, indo além de uma consultoria técnica e teórica sobre a atuação terapêutica. Ela havia-se transformado em um campo fértil para a reflexão sobre o sujeito e suas complexas relações no universo da comunicação. Deslocar essa concepção de supervisão e da função do supervisor foi nossa grande conquista.

A grande tela estava repleta de novos tons que foram surgindo ao longo do processo de supervisão, possibilitando que novas tonalidades fossem criadas à medida que as relações se deram. Ao final, havíamos criado uma paisagem peculiar, significativa da experiência vivida pelo grupo. Havíamos, então, concebido uma tela e nela pintamos nossa história.

Referências bibliográficas

ASHA. "Clinical supervision in speech; language pathology and audiology". *Asha*, pp. 45-8, maio 1984.

CASTRO, M. L. S. & REISS, R. W. "Aprendendo em supervisão: uma experiência mútua". *Jornal de Psicanálise*, 31(57): 163-72, 1998.

CESAR, G. L. M. S. "As articulações do material clínico". *Jornal de Psicanálise*, 31(57): 77-82, 1998.

GOMES, I. C. D. *Relações de troca ou relações de poder: supervisão em fonoaudiologia*. São Paulo: Summus, 1991.

GOMES, M. C. A. P. & WOILER, E. "Aprendendo em supervisão: uma experiência mútua". *Jornal de Psicanálise*, 31(57): 173-84, 1998.

LOUREIRO, S. R. & ROMARO, R. A. "A avaliação psicológica – reflexões sobre a supervisão na prática clínica". *Arq. Bras. Psicol.*, 39(4): 39-47, 1987.

SASSI, F. C.; ROSAL, C. A. R.; ANDRADE, C. R. F. & FERNANDES, F. D. M. "Supervisão clínica em fonoaudiologia: definição, objetivos e perspectivas". *Pró–Fono: Revista de Atualização Científica,* 11, pp. 124-28, 1999.

WINNICOTT, D. W. "Desenvolvimento emocional primitivo". In: *Textos selecionados: da pediatria à psicanálise.* 4ª ed. Rio de Janeiro: Francisco Alves, 1945-1993.

7

Linguagem e (co)mensurabilidade dos fenômenos*

Ruth Palladino

Hoje estamos aqui para compor uma conversa, com pretensões a um jogo científico, sobre dois temas que considero bastante interessantes e importantes para o nosso campo, quais sejam: a linguagem e a (co)mensurabilidade dos fenômenos.

Conversar aqui será, penso, fazer convergir e divergir a partir de proposições, no ensaio de uma luta retórica e de persuasão, ou seja, a partir da assunção de posições. Mas assumir, ficar a favor, se colocar numa *pró-posição* não se resume no ato contrário, quer dizer, não se resume simplesmente em se colocar numa *contraposição*, desconstruindo a retórica outra, modo mais defensivo que assertivo. As proposições são como um elogio à idéia kuhniana dos cientistas como militantes, formadores de asserções que não resultam da extirpação de outras asserções do corpo da ciência pelo viés de um rigor pretensioso. Proposições constituem uma retórica, método de persuasão, que qualifica o jogo científico. Formar asserções implica a construção de uma rede argumentativa que, então, nos confina em certa posição que tem a qualidade de ser *outra*, não ser *aquela* que também quer participar da conversa.

O objeto do jogo científico, a conversa entre cientistas, é, a meu ver, de fato muito interessante e importante para nosso campo, pois

---

* Mesa-redonda como parte das atividades do Programa de Pós-Graduação em Fonoaudiologia da PUC/SP, junho de 2001.

que o método da persuasão não tem sido privilegiado e, assim, não se tem tido exatamente jogo científico, mas, sim, uma espécie de guerra científica. E guerra, como se sabe, é uma coisa perigosa, porque nunca se tem definido os que serão banidos e os que triunfarão; é uma pena mesmo saírem uns e ficarem outros, já que o múltiplo é condição de avanço e riqueza. Assim, espero, vamos conversar hoje, convergindo e divergindo desde uma posição, desde proposições, vamos operar interseções em nossas redes argumentativas e tentar fazer um pouquinho de ciência.

Dado o título desta conversa, suponho que já tenha havido e mesmo que haverá outras falas relativas ao problema da (co)mensurabilidade da linguagem e tomarei todas (que eu posso imaginar, posto que não assisti e talvez não possa mesmo assistir) as outras conversas como a quem irei oferecer minha retórica. Em outras palavras, me dispensarei do fardo de historiar as possibilidades todas, bem como me recusarei da crítica defensiva, pois que dela não preciso para elaborar proposições. Vou tratá-las como as outras asserções, e vou tratar de fazer as minhas. E essa é a razão de a nossa conversa estar prevista apenas para depois, para logo mais, depois de uma espécie de *monólogo* em que vou tentar apresentar uma postura em relação à qual me posiciono a favor, e assim tentarei apresentar uma *pró-posição*. Esse *monólogo*, vale não esquecer, tem escondidos muitos diálogos, muitas conversas que já partilhei e, é claro, também tem nele infiltrada a possibilidade de tantas outras que ainda estão por se dar. Ele é tão-somente uma atualidade, uma possibilidade que ora se enuncia e, nessa medida, porque submetido à dialética da dialogia, do movimento infinito, posto que é um *discurso*, ele não é decididamente *uma verdade*. E considerar a inexistência da verdade é condição, me parece, para a construção de argumentos.

Ensina Lebrun que para construir uma rede de argumentos, que vai envergar nossa posição, há um *sistema de decisões* que organiza esse processo. Um *sistema de decisões* não é senão um conjunto de cisões, de censuras, que está regido por um princípio ou mesmo um conjunto de princípios. Tais cisões são necessárias, uma vez que por elas será contornada uma dispersão, já que a contenção de uma totalidade, que não é senão uma disjunção, é meta inacessível. Meta inacessível que comprova o fracasso de qualquer projeto totalizador, projeto de tantas ciências (Castoriades). Os contornos que se operam na dispersão não se definem na sua completude, pois o conhecimento, constituído pelas *incertezas,* em última instância é o que rege o sistema decisório constituído por exclusões e inclusões operadas. O conhecimento sempre se refere a alguma coisa, e a isso se denomina objeto de conhecimento. Conhecimento e objeto de conhecimento estabelecem entre si uma dialética, uma vez que o conhecimento é informado pela estrutura e natureza daquilo que está sendo conhecido e, por sua vez, é informado pelo ato de conhecer.

Essa dialética permite a descontinuidade da ciência, para permitir rupturas e assunção de outras rotas, de outras cisões, o que permite prosperidade. Outras rotas são outras problemáticas *originais,* ou seja, genuinamente possíveis, novas mas não arbitrárias. A arbitrariedade no trato com o objeto, se houver, é resultante do contorno que a ele se ofereceu, contorno igualmente arbitrário, resultante da suspensão da idéia de que *o conhecimento e o objeto se informam mutuamente.* Parece algo da arbitrariedade, por exemplo, desalojar o material clínico do *setting* e fazê-lo matéria de contemplação, pois que o conhecimento que aí se dará como possível já está maculado por uma decisão que não é *genuína.* Ou então, arbitrariedade que se dá quando duas instâncias do homem são supostas como equivalentes, na defesa de um primado na organização da humanidade (como trata de supor a biologia), e a elas se oferece um mesmo tratamento. Estando essas poucas coisas introduzidas, passo a (tentar) tratar de um dos temas desta nossa conversa, a linguagem.

Fazer uma cisão inicial (fazer um laço, fazer uma rel*ação*) bem como anunciar que tratarei da linguagem desde a clínica, posto que sou fonoaudióloga, e é só aí que ela a mim se apresenta, me cria problemas, me suscita interesses, me seduz. A linguagem, feita objeto nesse *locus,* me informa uma segunda cisão (outro laço, outra rel*ação*), me informa que deve e merece ser tratada como uma questão da *subjetividade.* Essa cisão me informa que pode haver aí um desdobramento, pois ela contém outra, qual seja, a de que a qualidade *subjetiva* que se pode atribuir ao fenômeno obriga a outra, aquela que se refere à *natureza cindida* deste que recebe tal qualidade, o sujeito. Quando se diz que o ser é subjetivo, aponta-se aí a existência de uma censura fundamental, constitutiva: o sujeito é *passivo* e é *ativo* (Freud, em *Além do princípio do prazer*), é assujeitado e é sujeito. Se é um e é outro, a idéia de subjetividade informa outra, a de *singularidade* por que o assujeitamento e as ilusões de sujeição só podem se dar a cada vez, são sempre diferentes. Em outras palavras, quando se trata de questões da subjetividade não há como pretender a exclusão de uma questão, a da memória, aquilo que pode definir a singularidade.

Em suma, a subjetividade é uma qualidade, um campo semântico que pode acolher os fenômenos, é um traço que neles faz uma marca, o inconfundível do *um*. É uma posição que se assume relativamente ao objeto, uma relação de um sujeito com um objeto que é outro sujeito e, por sê-lo, informa ao primeiro um traço irrecusável na sua definição, qual seja, uma forma particular de existência, a forma simbólica, o que vai fazer toda a diferença.

Desde agora posso fazer (por mais precipitado que seja) outra cisão (outro laço, outra rel*ação*) a qual diz respeito (e terá efeitos) à equação linguagem *versus* (co)mensurabilidade dos fenômenos. Efeitos que me permitem *pre*nunciar a exclusão de um dos termos da equação, a linguagem, já que ela está aqui definida como uma questão de subjetividade e, portanto, resta in(co)mensurável, pois que *uma*. Um fenômeno é (co)mensurável se relativamente a outro. Por exemplo, uma linguagem é mensurada e dita patológica se posta em relação a outra, dita normal. São duas linguagens que se repetem e se diferenciam em certos lugares, há uma similaridade que permite comparar. Porém, se a linguagem, porque algo da subjetividade, é fenômeno *um*/único, não há como comparar, posto que é pura diferença. Resta pensar em como mensurar a diferença, entretanto não quero me precipitar (apesar de já tê-lo feito, o que de qualquer forma não é um grande *de*-feito para o texto). E ainda na precipitação, vale considerar não uma possibilidade de mensuração, mas sim a de ponderação. E *ponderação* porque aqui está implicado o sentido da *prudência*, já que um objeto se oferece ao conhecimento sob diferentes possibilidades, desde que não arbitrárias. O enleamento entre o ato de conhecer e o objeto do conhecer é o que interdita a arbitrariedade. A ponderação, a análise por qualidades é um método de tratamento que se dá ao material de natureza *interpretativa*. A *inter*pretação é algo que se dá *entre* coisas, é *inter*valar, e posto que se dá entre as coisas, não pode ser arbitrário.

Escapando da antecipação, volto a meus argumentos, remetendo-me exatamente à questão da idéia de sujeito, uma posição em que pode estar instaurado o próprio sujeito e mesmo o próprio objeto, porquanto sujeito que é. A posição sujeito indica uma forma de existir, uma forma que é simbólica e aqui se inscreve a questão da linguagem. Em outras palavras, a linguagem é que define a posição sujeito, uma posição que indica um modo sempre singular de existir. A singularidade é, de certa forma, efeito da memória, uma proposição que merece ser mais bem tecida.

A memória é efeito de uma descontinuidade produzida pela própria linguagem, segundo uma perspectiva discursiva, se estiver suposta a idéia de que a linguagem *nega e transforma* a realidade, pois que a *cria*. É com Hegel (apud Garcia-Roza, vol. III: 279) *que o discurso deixa de ser o lugar neutro em que o mundo natural é* representado *e passa a ser a forma pela qual o mundo natural é revelado e ao mesmo tempo transformado pela atividade negadora*. E a criação, ela resta na memória como um possível. O sujeito nega a realidade como *algo em si* e a constrói como *algo para si;* assim tem-se o homem se constituindo como *uma descontinuidade em relação ao natural*. A criação implica, então, a negação e a conservação do negado, engendrado num novo. Daí a questão da memória, pois que ao repetir o sujeito não tem como não ceder à injunção rumo à negação, visto que na atualidade o já dado resta insuficiente e, por conseqüência, há outra injunção, esta rumo à criação.

A memória, aqui, certamente não está tomada como um espaço cerebral de armazenagem de cópias do real que pode ser acionada a qualquer tempo e em qualquer extensão, tal como a teoria dos engramas postula. Diferentemente, está concebida como uma *rede de possibilidades* em que as partes estão organizadas num sistema de relações (Freud, em *Projeto*, 1896) que podem ser quaisquer. Senão, como explicar as parafrasias e mesmo um esquecimento que me acometeu porque não me lembrava do nome desse encontro, um nome do qual, se não me engano, também fui madrinha? A memória não é uma faculdade ou propriedade da linguagem; ela é formadora, constitutiva, *não é algo que surge depois do aparato já constituído, porém algo formador do próprio aparato* (Garcia-Roza, vol. I: 45). E *se formadora e formada*, como pergunta Garcia-Roza (idem) *de que essa memória é memória?*

Segundo Freud (em *Projeto*), é memória de *traços* (possibilidades do real negado e engendrado num novo) *postos numa sintaxe*, ou seja, não são um registro de impressões isoladas, mas sim formam um sistema. Os traços são restos da energia que assola o corpo do homem, que vem de fora e de dentro e aí fazem inscrição. Energia que avassala, *quantidades* que são *organizadas*, sintetizadas como *diferenças*, ou seja, são envolvidas de *qualidades* e se tornam, então, *traços*. Assim é que para Freud, percepção e memória são exclusivos. Portanto, o traço é *um traço da impressão*, o traço já não é mais a impressão ela mesma. Os traços estão postos numa sintaxe, num texto, o que Freud chama de topografia e mais tarde, de *escrituras*. Assim, há sempre *re-escrituras* que se dão sob o amparo das transferências e das interdições.

O discurso do sujeito estará sempre apertado entre a memória e a língua. Uma relação de tensão, visto que uma e outra se informam, sendo a memória um termo complexo e rigoroso desse jogo, daí os enganos, os lapsos, e tantos outros, apesar do poder de interdição que a língua exerce. A memória ficaria insuspeitada se não fossem os efeitos que ela produz na língua, efeitos que a fala traz. A língua é a ordem da consciência que aperta a memória, a ordem da inconsciência, que, dialeticamente, lhe põe apertada também.

O princípio da realidade não é soberano, ele depende da regulação de outro princípio, o do prazer/desprazer. O princípio do prazer/desprazer vai reger a sintaxe da memória como um referente para a repetição. Repetição que vai impor negação e escancarar, todas as vezes, a incompletude humana, a ausência de *sinais indicadores para a orientação do sujeito quanto ao mundo circundante* (Garcia-Roza, vol. II: 227), ou, como se diz, escancara a *falta essencial* do objeto. A repetição, portanto, vai exigir criação: o sujeito vai alucinar o objeto, e é assim que a linguagem vai criar a realidade. Nessa medida, podemos pensar que o que há de mais real é a linguagem, tal como Freud dizia que o *inconsciente é o psíquico verdadeiramente real* (apud Garcia-Roza, vol. II: 219).

Criar a realidade é, então, *enunciá-la*, é compor um discurso, uma enunciação que não tem curso, uma *imprevisibilidade*. Daí a singularidade: a enunciação é sempre um efeito de relações que se possibilizam numa rede tecida por interditos que são sempre renovados e, portanto, inovadores, ligando-se assim à idéia da provisoriedade do signo. Se a criação é uma imprevisibilidade, a relação entre linguagem e (co)mensurabilidade do fenômeno se coloca como de exclusão. Em outras palavras, a linguagem, porquanto coisa da subjetividade, é in(co)mensurável.

Isso posto, temos na clínica uma incompatibilidade que se planta no exercício do diagnóstico: como "medir" a linguagem, com vistas a uma apreciação, se é fato da subjetividade, constituída na qualidade da singularidade? Ainda que se ponha em questão a língua, como fazê-lo se pensarmos que está apertada pela memória, ou seja, pela singularidade que institui o sujeito? Vale considerar que, é claro, o que se põe sob atenção é o que o sujeito fala, uma vez que é aí que a linguagem (e suas vicissitudes) pode ficar "insuspeitada". Falar é um gesto da subjetividade, um aperto entre a fala da língua e a fala da memória: como mensurar?

Encontro-me obrigada a fazer outra cisão, visto a subjetividade, porque o campo semântico das qualidades exige um encobrimento qualitativo, um encobrimento que possa coadunar com esse objeto. Considerar pela qualidade é uma questão de natureza estética, e aqui está um grande problema, qual seja: o de encontrar uma *categoria estética* para tratar das questões da linguagem, ou da fala, para aqueles que querem a repetição do argumento a cada vez. A dificuldade está em encontrar categorias estéticas que permitam ponderação quando na urgência de se descobrir a doença, uma urgência que se estabelece à sombra do fato de que a existência humana é sublinhada de ponta a ponta pela diferença.

Freud (1925, 1926), num certo momento ou parte de sua reflexão, já deparou com esse problema e dele tratou num documento denominado *O estranho*. Aí ele cria um argumento sobre uma *qualidade* que pudesse denotar *diferença* e, então, cria uma categoria: a de um acontecimento ser dito *estranho*. A condição para que dado fenômeno possa ser revestido dessa qualidade é a de que ele contenha algum traço de permanência, quer dizer, a de que seja *familiar*. Deve haver algum traço que nele se repita. Mas há outra parte nessa condição, a de que o fenômeno indique também um não-dado, indique o inédito. Algo como: *eu não sei o que é, mas me parece vagamente familiar*. O *vagamente* diz respeito à dificuldade em se aceitar a repetição, já que o inédito é excessivo.

Este é, pois, um caminho inicial para tratar das coisas da linguagem, especificamente nos compromissos clínicos do diagnóstico. Todavia, esse caminho é mesmo apenas inicial, pois como alerta Freud, essa situação de ambigüidade é constitutiva de qualquer gesto simbólico e, nessa medida, só resta uma insuficiência como modo de ponderar. Se a ambigüidade está em qualquer gesto, porque qualquer gesto está remetido ao diferente, ao novo, posto que é *gesto*, o que essa qualidade pode informar sobre a doença? Quando uma fala *estranha/estrangeira* "fala" de um *pathos*, já que todas as falas são, em certo sentido, *estranhas/estrangeiras*? É preciso avançar e alçar outra qualidade para se envolver essa fala, que está em questão, e, assim, tornar radical essa qualidade inicialmente evocada, a de ela ser *estranha/estrangeira*. Essa qualidade outra se remete àquilo que se denomina repetição. O insólito que a fala mostra – e que se insinua a linguagem – deve poder ser dito insistente, repetido. Assim, aquela fala é *radicalmente estranha* porque a ambigüidade vem a se expor repetidamente. É isso o que faz de um *insólito* um *sintoma*. O sintoma é o suporte de uma qualidade que nos afeta. O sintoma de linguagem é uma afetação que a fala do paciente, repetida e estranha, nos envolve. Essa qualidade que nos afeta, nos mostra uma fala que *escapa ao jogo da liberdade/interdição*, uma fala que fica se repondo na sua qualidade de ser estrangeira. O que nos afeta é *o mesmo que insiste*, e isso não deixa insuspeita a linguagem e suas vicissitudes.

O *mesmo que insiste* é importante porque a fala insólita deve causar um efeito de estranhamento que não nos remeta ao riso ou à compaixão preconceituosa, porém, surpreenda pela dor que aí imprime sem pudor. A literalidade é um lugar de escuta e isso pode negar, uma vez que o intervalo de uma interdição acordada por todos garante a cada um de nós escapar do delírio que a polissemia, fundante do simbólico, pode autorizar e, com isso, desautorizar o diálogo, pois que na língua todos vão se estranhar de modo radical. É a literalidade que permite caber, num espectro de interdição, insólitos que apontem para registros culturais, para deslizes que as crianças ousam cometer, para ousadias pelas quais os idosos se deixam levar, e tantos outros exemplos.

Esse espaço transgressor está previsto no acordo da imobilidade, um acordo sempre muito elástico, é verdade, visto dever conter as mudanças culturais e as vicissitudes da existência humana. O que vem provocar uma qualidade de *pathos* é uma transgressão que insinua a dor, e essa insinuação se apresenta no *mesmo que se repete*. Uma repetição que faz do sujeito um autista no sentido de lhe amputar a possibilidade de endereçar uma fala a alguém ou, então, de ser um endereço. Repetição que faz esse autismo ultrapassar o próprio paciente e engolir o outro que, igualmente, fica perdido na sua possibilidade de implicação. Aqui está um efeito importante, definidor mesmo, porque o *sofrimento* se traduz nessa *imobilidade* que avassala, algo que com os efeitos distintos dos do *pathos* não se dá. Há uma imobilidade provocada por um estrangeirismo radical.

Essas referências *de qualidade* não ficam à mercê das idiossincrasias de cada clínico, não são arbitrárias, já que são, em primeiro lugar, categorias, categorias estéticas e, em segundo lugar, *categorias* que se expandem em dois grandes e definidores traços: a compulsão, que dá caráter à repetição, e a paralisia discursiva, ainda que haja fala. *Phatos* se expande nesses traços que se anunciam na dor. São, é claro, referentes sobremaneira distintos dos referentes quantitativos e, por vezes, são tomados por referências frouxas (características das ditas ciências *soft*); no entanto, e interessantemente, não deixam de ter os critérios de rigor, ainda que não tenham os de rigidez.

O caráter *compulsivo* da repetição que traz o insólito aponta para a questão do funcionamento simbólico, na medida em que anuncia uma falta erótica, um laço que não se consegue dar, anuncia a urgência de sentido. Essa *qualidade* da repetição é, pois, fundamental para a ponderação sobre a linguagem. E *urgência de sentido é* urgência de *qualquer* sentido, posto que o sentido sempre é qualquer e sempre é outro: é nessa medida que isso pode advir uma urgência, que ele pode fazer compulsão. Se não houvesse repetição, o sintoma não seria *sintoma*, seria signo, e a isso se oferece tradução, coisa diferente de interpretação. E sobre isso Freud sempre refletiu. E tanto o fez que seu conceito de sintoma exige a noção da não-arbitrariedade, pois que erigido desde a noção de repetição. E vale lembrar que a noção de repetição, desde os primeiros escritos (a começar pelo *Projeto*), está montada sob a idéia da diferença, uma vez que coloca a memória como o lugar da sintaxe cerebral. A repetição, no bojo da diferença, é noção que exclui a tradução.

Outra qualidade que pode ser postulada, e parece interessante, se refere ao que se denominou *paralisia* discursiva. E o *parar* se refere ao efeito da fala *insólita que se repete* no clínico, um efeito de silenciamento, visto que ele é interrogado por essa fala exatamente no que ela tem de estrangeira. E o que vai interrogar o clínico é o imprevisível desse empreendimento, daí outra impossibilidade da tradução. É um imprevisível que, entretanto, se expande na amplitude da dor, um efeito que não gera nem curiosidade nem incômodo, é um efeito erótico, porquanto de implicação. Assim, desde essas categorias estéticas – o estrangeiro que repetidamente insiste e insistentemente anuncia a dor – expandidas em dois efeitos fundamentais, a compulsão e a paralisia, talvez seja possível tentar ponderar sobre a linguagem, talvez sejam categorias que possam informar sobre a doença em algo que é uma coisa da mais completa e radical singularidade.

Muito bem, considero que aqui já há material suficiente para uma conversa, para um interessante jogo científico.

Sobre as autoras

BEATRIZ CAIUBY NOVAES
Fonoaudióloga formada pela PUC-SP; mestre em Distúrbios da Comunicação pela PUC-SP; doutora em Distúrbios da Comunicação pela Columbia University; professora da Faculdade de Fonoaudiologia e da Pós-Graduação em Fonoaudiologia da PUC-SP; fonoaudióloga com atuação em clínica privada.

CLAUDIA SILVA PAGOTTO CASSAVIA
Fonoaudióloga formada pela Unifesp; fez curso de especialização em Distúrbios da Comunicação na Unifesp; mestre em Fonoaudiologia pela PUC-SP; professora do curso de Fonoaudiologia da Universidade Guarulhos; fonoaudióloga com atuação em clínica privada.

DANIELA D'ELBOUX MISRAHI
Fonoaudióloga formada pela PUC-SP; mestre em Fonoaudiologia pela PUC-SP; fonoaudióloga do setor de audiologia educacional da APADAS – Sorocaba; fonoaudióloga com atuação em clínica privada.

DANIELE GUILERMINO SALFATIS
Fonoaudióloga formada pela PUC-SP; especialista em Linguagem pela PUC-SP; atualmente faz estágio em Fonoaudiologia no New York Eye and Ear Insirmary, em Nova York – EUA.

ELISABETH CAVALCANTI COELHO
Fonoaudióloga formada pelo Instituto Cultural Henry Dunant – Rio de Janeiro; fez curso de especialização em Patologias da Linguagem na Universidade Católica de Pernambuco; mestre em Fonoaudiologia pela

PUC-SP; professora do curso de Fonoaudiologia da Universidade Católica de Pernambuco.

MARCIA REGINA MOSCATO AMOROSO
Fonoaudióloga formada pelas Faculdades Integradas Tereza D'Ávila, Lorena-SP; professora do curso de Fonoaudiologia das Faculdades Integradas Tereza D'Ávila; fonoaudióloga com atuação em clínica privada.

MARIA CONSUÊLO PASSOS
Psicóloga formada pela Faculdade de Filosofia do Recife; mestre em Psicologia pela PUC-SP; professora da Faculdade de Fonoaudiologia e da Pós-Graduação em Fonoaudiologia da PUC-SP; professora da Pós-Graduação em Psicologia da Universidade São Marcos; desenvolve trabalhos clínicos e pesquisas dentro de uma perspectiva psicanalítica de família.

REGINA MARIA FREIRE
Fonoaudióloga formada pela PUC-SP; mestre em Lingüística pela PUC-SP; doutora em Psicologia da Educação pela PUC-SP; professora de Pós-Graduação em Fonoaudiologia da PUC-SP.

RUTH PALLADINO
Fonoaudióloga formada pela PUC-SP; mestre em Lingüística pela PUC-SP; professora da Faculdade de Fonoaudiologia da PUC-SP; doutoranda em Psicologia Clínica na PUC-SP; membro do Laboratório de Psicopatologia Fundamental do Programa de Pós-Graduação em Psicologia Clínica da PUC-SP.

SIMONE RIBEIRO CABRAL FUZARO
Fonoaudióloga formada pela PUC-SP; especialista em Linguagem pela PUC-SP; mestre em Distúrbios da Comunicação pela PUC-SP; atua como fonoaudióloga em escola e na clínica privada.

SUZANA MAGALHÃES MAIA
Fonoaudióloga formada pela PUC-SP; mestre e doutora em Lingüística pela USP; professora da Faculdade de Fonoaudiologia e da Pós-Graduação em Fonoaudiologia da PUC-SP; psicanalista com atuação clínica privada.

LEIA TAMBÉM

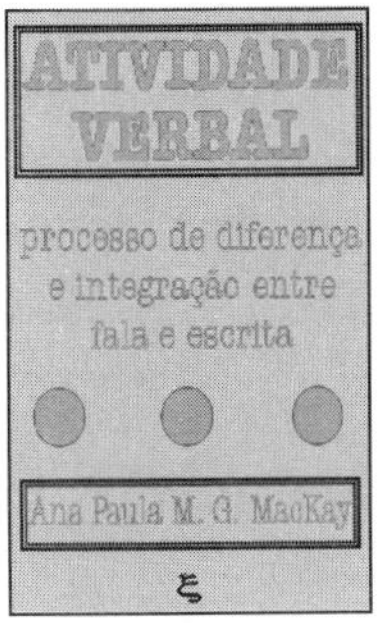

ATIVIDADE VERBAL

Processo de diferença e integração entre fala e escrita

Ana Paula M. G. MacKay

Identificar os organizadores do movimento do discurso, algumas características do desenvolvimento da narrativa, manifestações de recursos de coesão e coerência do contexto dialógico ou do texto escrito, detectar os marcadores de seqüência, elementos avaliativos e outros são alguns pontos que a autora oferece ao leitor, numa análise extensa, teórica e prática. REF. 60054

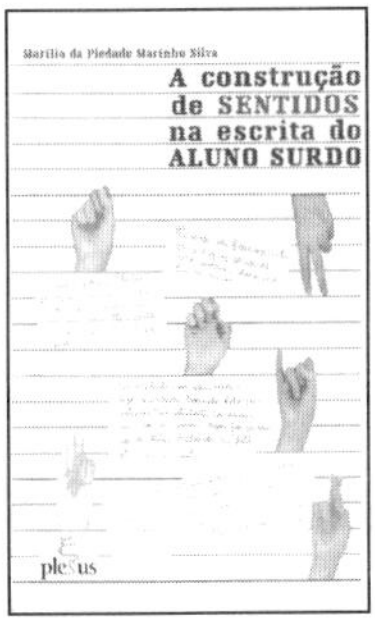

A CONSTRUÇÃO DE SENTIDOS NA ESCRITA DO ALUNO SURDO

Marília da Piedade Marinho Silva

Discute a questão da linguagem na educação do surdo, com base nas proposições de Vygotsky e Bakhtin, tomando como foco para a análise de redações de surdos os aspectos coesivos e o sentido do texto por meio dos enunciados e da continuidade temática. Percebe-se a interferência da LIBRAS, isto é, a condição bilíngüe – oral e de sinais – intervindo na instância interativa dos textos escritos. REF. 60059

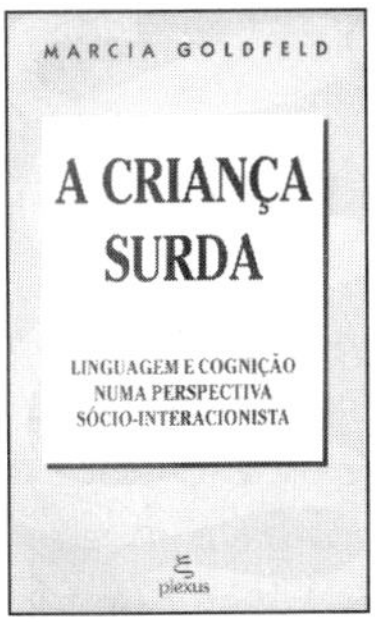

A CRIANÇA SURDA

Linguagem e cognição numa perspectiva sociointeracionista

Marcia Goldfeld

Como pode uma pessoa viver sem ouvir, tendo dificuldade de compreender simples conversas? O que ela sente, pensa, sonha? Como consegue falar tão rápido com as mãos? Assim, a autora introduz seu trabalho que traz uma análise crítica e teórica de todas as abordagens terapêuticas e educacionais, colocando em evidência a língua de sinais e aspectos de cognição do surdo. REF. 60033

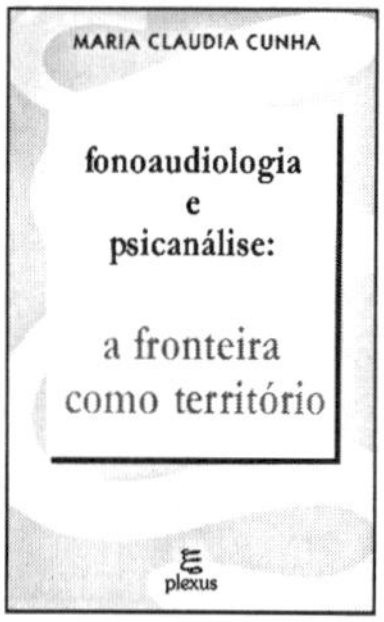

FONOAUDIOLOGIA E PSICANÁLISE:
A fronteira como território

Maria Claudia Cunha

Esta obra marca a história da fonoaudiologia brasileira delimitando um território: o diálogo com a psicanálise. Articulando teoria e prática, a autora sinaliza um caminho a ser percorrido pelo par terapêutico: a busca de uma maneira própria de falar que pode levar o paciente a descobrir algo inédito a seu respeito. As idéias apresentadas trazem profundidade à prática fonoaudiológica, sem perder de vista a especificidade de seu campo de atuação. REF. 60034

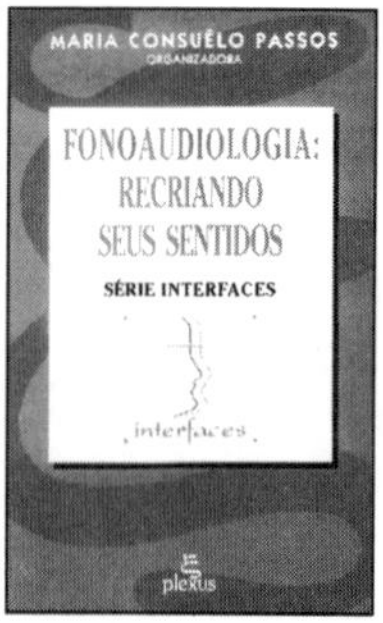

FONOAUDIOLOGIA: RECRIANDO SEUS SENTIDOS

Maria Consuêlo Passos (org.)

A organizadora reuniu autores dispostos a discutir profundamente a questão da fonoaudiologia como ciência e como prática. A obra instiga o leitor a descobrir quantos mistérios se escondem nesses meandros, configurando desafios, não sem antes ter considerado suas interfaces. REF. 60016

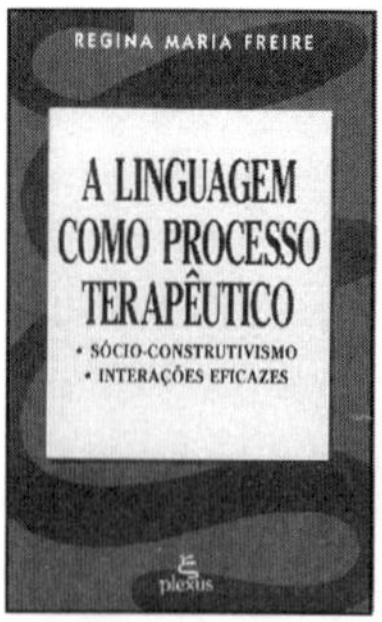

A LINGUAGEM COMO PROCESSO TERAPÊUTICO
Socioconstrutivismo – Interações eficazes

Regina Maria Freire

O livro traz aos fonoaudiólogos uma nova proposta de construir ou reconstruir a linguagem do outro e, aos terapeutas ou educadores em geral, esclarece a abordagem socioconstrutivista de forma a mostrar como o interlocutor adulto pode ser eficaz quando interage com crianças que têm distúrbios no desenvolvimento da linguagem. REF. 60004 dobre aqui

ISR 40-2146/83
UP AC CENTRAL
DR/São Paulo

CARTA RESPOSTA
NÃO É NECESSÁRIO SELAR

O selo será pago por

SUMMUS EDITORIAL

05999-999 São Paulo-SP

dobre aqui

A CLÍNICA FONOAUDIOLÓGICA

plexus

CADASTRO PARA MALA-DIRETA

Recorte ou reproduza esta ficha de cadastro, envie completamente preenchida por correio ou fax, e receba informações atualizadas sobre nossos livros.

Nome:______________________________ Empresa:______________________

Endereço: ☐ Res. ☐ Coml. ______________________________ Bairro:______________

CEP: __________-______ Cidade: ____________________ Estado: ______ Tel.: ( ) ______________

Fax: ( ) ______________ E-mail: ______________________ Data de nascimento: ______________

Profissão:______________________ Professor? ☐ Sim ☐ Não Disciplina: ______________

1. Você compra livros:

☐ Livrarias ☐ Feiras
☐ Telefone ☐ Correios
☐ Internet ☐ Outros. Especificar:______________

2. Onde você comprou este livro?

____

3. Você busca informações para adquirir livros:

☐ Jornais ☐ Amigos
☐ Revistas ☐ Internet
☐ Professores ☐ Outros. Especificar:______________

4. Áreas de interesse:

☐ Fonoaudiologia ☐ Terapia ocupacional
☐ Educação ☐ Corpo, Movimento, Saúde
☐ Educação Especial ☐ Psicoterapia
☐ Outros. Especificar: ______________________

5. Nestas áreas, alguma sugestão para novos títulos?

____

____

6. Gostaria de receber o catálogo da editora? ☐ Sim ☐ Não

cole aqui

Indique um amigo que gostaria de receber a nossa mala-direta

Nome:______________________________ Empresa:______________________

Endereço: ☐ Res. ☐ Coml. ______________________________ Bairro:______________

CEP: __________-______ Cidade: ____________________ Estado: ______ Tel.: ( ) ______________

Fax: ( ) ______________ E-mail: ______________________ Data de nascimento: ______________

Profissão:______________________ Professor? ☐ Sim ☐ Não Disciplina: ______________

Plexus Editora

Rua Itapicuru, 613 Conj. 72 05006-000 São Paulo - SP Brasil Tel.: (11) 3862-3530 Fax: (11) 3872-7476

Internet: http://www.plexus.com.br e-mail: plexus@plexus.com.br